# PAPO CABEÇA

FERNANDO CAMPOS GOMES PINTO

# PAPO CABEÇA

prefácio de Fátima Bernardes

LeYa

*Preparação de texto:* Vivian Miwa Matsushita
*Revisão:* Patricia Bernardo de Almeida
*Diagramação:* Vivian Oliveira
*Capa:* Ideias com Peso
*Ilustrações*: André Liberal

Dados Internacionais de Catalogação na Publicação (CIP)
Angélica Ilacqua CRB-8/7057

---

Pinto, Fernando Campos Gomes
Papo cabeça / Fernando Campos Gomes Pinto. –
São Paulo : LeYa, 2014.
208 p.

Bibliografia
ISBN 978-85-441-0152-0

1. Bem-estar 2. Saúde 3. Ciências cognitivas 4. Psicologia
I. Título

14-0509 CDD–150

---

Índices para catálogo sistemático:
1. Psicologia

2014

Leya Editora Ltda.
Rua Desembargador Paulo Passaláqua, 86
01248-010 — Pacaembu — São Paulo — SP
www.leya.com.br

# SUMÁRIO

# PREFÁCIO

Você sabe como funciona o nosso cérebro? Eu confesso que sabia muito pouco, mas tenho aprofundado meus conhecimentos desde que conheci o Dr. Fernando Gomes Pinto, há pouco mais de dois anos, no programa que apresento. Ele era um dos entrevistados e me agradou muito o interesse dele por todos os assuntos, não só os da sua área. Sempre curioso e com algo a acrescentar. Viramos parceiros no *Encontro com Fátima Bernardes* e aqui estou eu escrevendo o segundo prefácio de um livro dele.

Este, em especial, me deixa orgulhosa porque surgiu da experiência que o Dr. Fernando tem vivido no programa. Diariamente, apresento histórias reais, converso com as pessoas envolvidas e me dirijo a ele com uma pergunta simples: "E então, doutor, como explicar isso?" ou, "E então, doutor, como podemos ajudar?". E a conversa rola solta, fácil, franca. A estrutura desse livro é muito parecida com a de uma conversa.

Quantas vezes ouvi de telespectadores elogios à forma simples do Dr. Fernando falar: “entendo tudo que ele diz”, “adoro as dicas que ele dá”; à franqueza com que ele expõe o que pensa: “interessante um médico que acredita no poder da oração”. Toda semana, quando o *Encontro* termina, tem sempre alguém com uma dúvida pra tirar, uma consulta a fazer nos corredores que levam do estúdio ao camarim. E ele está sempre disponível para atender todo mundo.

Na hora de escrever, não é diferente. Doutor Fernando pensou no público, no leitor – ávido por informação – e se arriscou na literatura de ficção. Criou histórias inspiradas naquelas que viu passar pelo palco e pelo seu consultório. Os temas são muitos e variados: a melhoria da memória; o controle da timidez, do medo; a importância da autoconfiança; o poder da oração, do pensamento positivo; o sexto sentido; por que as mulheres são multifuncionais?; as fases de um relacionamento sob a ótica da neurociência; o que leva à vingança? Ao perdão? Ao sucesso? E ao fim de cada capítulo, as neurodicas para você tentar colocar em prática o que leu.

Quando o livro termina, vem a sensação de que você aprendeu algo e de que está pronto pra tentar ser mais feliz.

Talvez seja esse o segredo da nossa parceria na TV e que se reflete aqui, um olhar esperançoso para a vida e para o ser humano.

***Fátima Bernardes***

# A ARTE DE DOMAR TIGRES

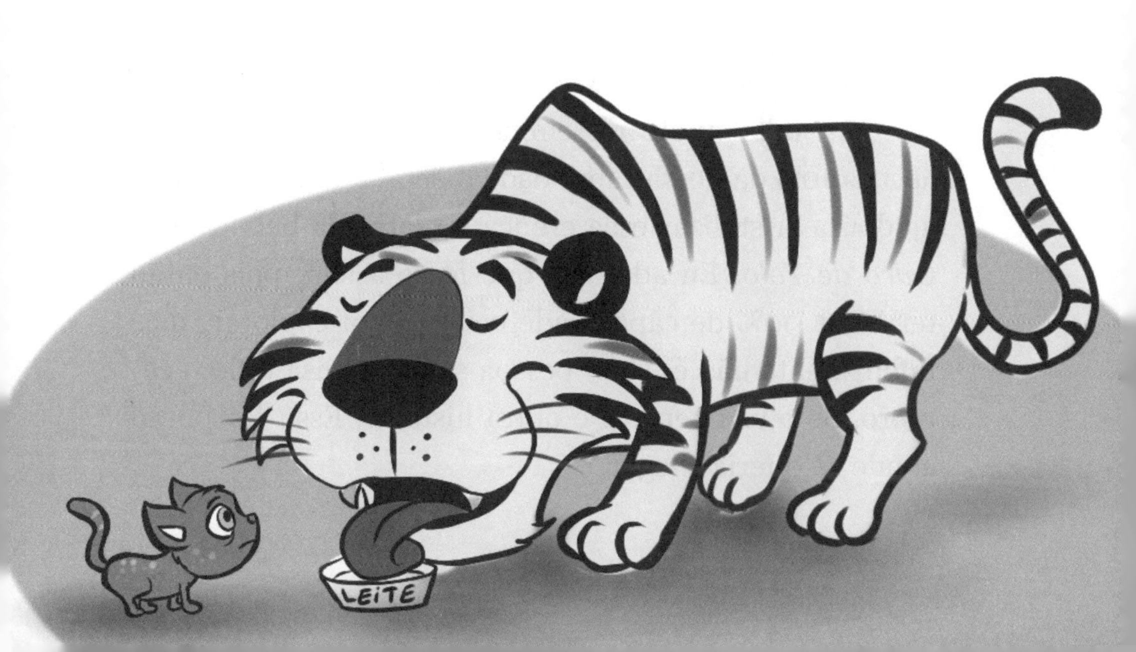

Você tem um gato. É um bom gato, um bonito gato rajado que faz tudo o que um gato faz: come, dorme, mia, ronrona e sai correndo atrás dos insetos que entram em casa.

Na verdade, o gato não persegue apenas os insetos: ele dá o bote em qualquer ser vivo – incluindo as visitas, que não raro voltam para casa com a barra da calça estraçalhada. A cortina da sala, você repara, está em frangalhos. O miado do bichano, muito estranho, lembra um trovão de tão alto e grave. E o tanto que ele come? Bom, não é à toa que está gigante! Você se convence de que há alguma coisa errada com o seu gatinho.

Então você decide levá-lo ao veterinário. O animal não cabe na gaiola que você comprou para transportá-lo. Aliás, mal cabe no banco traseiro do seu carro. Ao chegar à clínica, o diagnóstico:

– Você possui um *tigre* muito saudável.

É assim com o nosso cérebro. As pessoas têm um tigre dentro da cabeça, mas acreditam que têm um gatinho. E se conformam com essa ideia, até se contentam com ela. O cérebro é muito mais poderoso do que a maioria de nós imagina.

Um mito muito disseminado diz que aproveitamos apenas 10% da nossa capacidade mental – até Raul Seixas ajudou a cristalizar essa crença na letra da bela canção *Ouro de Tolo*. Eu adoraria que fosse assim, pois então teríamos 90% de capacidade ociosa para explorar, mas infelizmente não é. Uma pessoa saudável usa todo o cérebro. Se o usa bem, aí é outra história. Esse é o ponto aonde eu queria chegar.

É preciso *saber usar* o cérebro. Como qualquer máquina poderosa, ele só rende o máximo quando o operador é bem treinado e aciona os comandos certos nos momentos certos. Entregue uma Ferrari nas mãos de um garoto de 18 anos, fã de automobilismo, que acabou de tirar a carteira de habilitação: ele certamente vai forçar o motor a trabalhar na potência máxima, mas e daí? Não saberá o momento de trocar as marchas, não terá força nem habilidade para manipular o volante e colocará vidas em risco – a dele e a de outras pessoas.

O tigre dentro do seu crânio é um animal belo, forte e ágil, porém seu poder causa muita destruição se não houver *controle*. Quando assume o controle do cérebro, você passa a usar seu poder de forma *eficiente*, o que torna todos os aspectos da vida mais fáceis e prazerosos.

Domar o tigre para viver melhor. Essa é a lição que eu me proponho a ensinar neste livro.

Para atingir esse objetivo, vou compartilhar o que aprendi nos vinte anos ininterruptos em que frequentei a Faculdade de Medicina da Universidade de São Paulo – onde me graduei em medicina, fiz residência em neurocirurgia e defendi minha tese de doutorado em neurotraumatologia experimental. Durante todo esse tempo, me alimentei de conhecimento não apenas nos livros e nas lições dos mestres, mas também no convívio com colegas e pacientes. Tornar a ciência médica compreensível e fascinante para pessoas de fora da academia é uma missão que eu decidi abraçar. É o que eu me esforço para fazer quando participo do programa *Encontro com Fátima Bernardes*. É o que eu me empenho em fazer nestas páginas.

As chaves para o bom uso do cérebro são o *controle emocional* e a *organização mental*. Com as emoções sob controle, você toma as rédeas do seu pensamento; com a mente organizada, você se livra de tarefas inúteis e aumenta a eficiência do seu cérebro. Como adquirir esse controle? Com algum suor, sinto dizer: o aprendizado de qualquer tarefa envolve dedicação, atenção, disciplina e alguma renúncia. Não existe mágica. É uma questão de priorizar o que realmente vale a pena. E eu garanto que vale a pena.

O título da primeira parte do livro é autoexplicativo: *Conheça seu Cérebro*. Nela, você vai conhecer o que há dentro do seu crânio e entender o funcionamento de cada um dos componentes do cérebro. Vai também aprender a manter a boa forma cerebral com alimentação, sono e atividade física. E ainda vai descobrir que a inteligência é um conceito extremamente amplo e elástico – e que se manifesta em atividades tão variadas quanto o cálculo matemático e a dança.

Na segunda parte, *Modo de Usar*, demonstro como o uso eficiente do cérebro pode resolver problemas pequenos e grandes. Memorizar nomes, vencer a timidez, perder medos inúteis, ter sucesso no amor e na carreira, juntar dinheiro e até emagrecer. Um cérebro em forma e bem operado tira de letra essas missões.

Todos os capítulos seguem uma estrutura comum. Em *Era uma vez...*, os personagens Aline e Maurício vivem situações cotidianas em que o problema é apresentado. *Então fala, doutor!* é o nome que dei para a seção em que explico os mecanismos mentais por trás dos problemas abordados e os caminhos para resolvê-los. *Neurodicas* são os exercícios que eu proponho para você assumir, pouco a pouco, o controle das funções cerebrais.

Não tenha a pretensão de aprender *tudo* sobre o seu cérebro e, por extensão, sobre você mesmo. Uma das coisas fascinantes a respeito do conhecimento é a capacidade de sempre poder aprender algo mais. E lembre-se de que um tigre é sempre um tigre: ele nunca será manso. Bem adestrado, entretanto, ele não arranha nem morde.

PARTE 1

# CONHEÇA SEU CÉREBRO

# I. PARTES E PEÇAS

Você já leu o manual do usuário do seu carro? E o do seu computador? Pois deveria. Conhecer partes e funcionalidades de qualquer máquina é o primeiro passo para a boa compreensão das tarefas que ela realiza – e de fundamental importância na identificação de possíveis problemas no funcionamento. Se o dono do carro não sabe o que é a barra de direção ou a correia dentada, nunca será capaz de entender a função desses componentes na operação do veículo como um todo.

Com o cérebro é um tanto mais complicado. Ele não “vem de fábrica” com um manual de instruções. Esse manual vem sendo escrito ao longo da história por médicos, cientistas e outros estudiosos da área de saúde. Ainda é um guia incompleto, pois falta muito a ser descoberto sobre a mente humana. Mesmo assim, a quantidade de informação já compilada é impressionante.

Informação em excesso, aliás, é a principal razão por que tão pouca gente lê os manuais de instrução. Para cercar-se de garantias legais, os fabricantes de veículos e aparelhos eletrônicos redigem textos que são muito longos, técnicos demais e maçantes.

Justamente o oposto do que eu pretendo fazer aqui.

O texto que você vai ler a seguir não se propõe a ser um guia completo do funcionamento do sistema nervoso central. Esse tipo de livro se encontra nas estantes das bibliotecas das faculdades de medicina, e foi escrito para pessoas com repertório prévio e interesse muito específico – médicos e estudantes dispostos a se debruçar por muito tempo sobre parágrafos e mais parágrafos de conhecimento técnico. Não é o caso aqui.

O objetivo deste capítulo é descrever os componentes do cérebro humano em linguagem acessível, o que implica algumas simplificações conceituais. Não tratarei de todas as estruturas cerebrais conhecidas, o que seria impossível neste espaço. Minha intenção é falar principalmente das partes do cérebro que serão mencionadas mais adiante no livro – para que elas não pareçam coisas de outro mundo quando forem citadas no texto. Trata-se de um guia para auxiliar a leitura. Sugiro que você volte para consultar estas páginas sempre que tiver alguma dúvida. Ao longo do livro, procurei ao máximo buscar comparações e exemplos que facilitassem a compreensão dos temas. Mas não tem jeito: neurociência é e sempre será um assunto, digamos assim, cabeçudo.

Vamos começar, então?

## COMPOSIÇÃO

O cérebro é um órgão que pesa, em média, um quilo e meio. Numa pessoa de 75 quilos, isso corresponde a apenas 2% da massa corporal. Em compensação, recebe nada menos que 20% do sangue oxigenado bombeado pelo coração. Isso é um indicativo de sua importância como gestor das funções do organismo.

As células ultraespecializadas que compõem o cérebro são os chamados **neurônios**, estruturas alongadas que se entrelaçam na massa cinzenta. Há pelo menos 86 bilhões deles em um indivíduo mediano. Esses neurônios são conectados entre si por ligações denominadas **sinapses**. Cada célula tem aproximadamente 10 mil conexões sinápticas. É através das sinapses que transitam os impulsos eletroquímicos – que serão traduzidos em informações, pensamentos, comandos, emoções, sensações. É tudo química e eletricidade que viaja num emaranhado altamente complexo de estradas neurais.

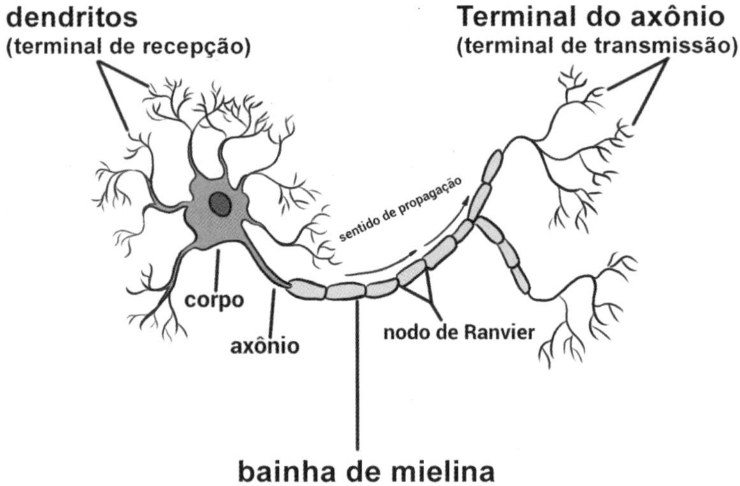


A anatomia de um neurônio: os dendritos recebem o estímulo do ambiente através de receptores específicos, terminações nervosas livres ou de outro neurônio; o impulso elétrico é conduzido para o corpo celular e ao longo do axônio, até ser transmitido para o próximo neurônio, músculo ou glândula. A bainha de mielina, que envolve o axônio, é uma gordura isolante que encapa o neurônio como um fio elétrico, garantindo mais velocidade para a propagação da corrente elétrica.

O cérebro, como você deve saber, está contido na **caixa craniana** e tem dois **hemisférios** mais ou menos simétricos, que são conectados pelo **corpo caloso** principalmente, estrutura importante para o funcionamento integrado das duas metades. Sua proteção contra traumas e infecções depende em boa parte das membranas que o revestem, denominadas **meninges** – daí que a meningite, inflamação dessas películas, é um problema de saúde potencialmente perigoso. No interior do órgão há cavidades conhecidas como **ventrículos**, que têm uma função essencial: armazenar e fazer circular o **líquido cefalorraquidiano**. Este, por sua vez, desempenha três papéis na manutenção cerebral: protege o órgão em caso de impactos na cabeça; abriga células do sistema imunológico que "fazem a ronda" do cérebro para combater infecções; e atua na "faxina", levando para fora as toxinas e os subprodutos do metabolismo cerebral.

## CÓRTEX CEREBRAL

Pense no cérebro humano como uma cebola, constituído por camadas concêntricas. Todas essas camadas foram sendo sobrepostas, de dentro para fora, no decorrer da evolução animal. Temos o cérebro mais desenvolvido dentre todas as espécies, mas guardamos reminiscências evolutivas dentro de nossa cabeça. Quanto mais profunda a estrutura cerebral, mais antiga (ou primitiva) ela é. A camada mais externa do cérebro, por sua vez, é novinha em folha e muito desenvolvida nos humanos.

Trata-se do **córtex cerebral**, responsável pelas funções mais sofisticadas do cérebro, como o raciocínio lógico e a habilidade linguística. Também chamado de **massa cinzenta**, por ser composto principalmente de neurônios, ele corresponde a uma camada com dois a quatro milímetros de espessura. Os sulcos que permeiam o córtex cerebral – e que dão ao órgão a sua aparência característica – funcionam como um recurso econômico: eles aumentam a área cortical sem a necessidade de mais espaço. Ao ser esticado, o córtex tem uma área de 0,22 $m^2$. Considerando que uma bola de basquete tem 0,18 $m^2$ de superfície, pense no tamanho da cabeça de um indivíduo dotado de um cérebro lisinho!

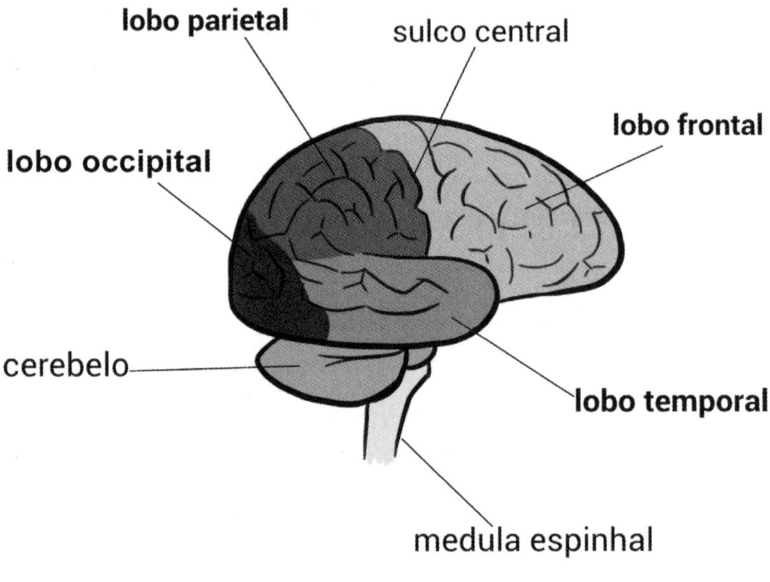


Os lobos do cérebro: a ilustração não exibe a ínsula, que se localiza internamente entre os lobos frontal e temporal.

O córtex pode ser dividido em setores chamados lobos, distribuídos de forma simétrica pelos hemisférios cerebrais. A ilustração abaixo mostra quatro lobos do hemisfério esquerdo. O quinto lobo é denominado ínsula: ele fica no fundo de uma dobra que existe entre os lobos frontal e temporal, chamada fissura silviana ou simplesmente sulco lateral.

## Lobo frontal

É aqui que se aloja a tropa de elite do cérebro humano. O **córtex pré-frontal**, localizado na parte mais avançada do lobo frontal, responde por funções como o pensamento abstrato e o planejamento de ações. O funcionamento desse setor do lobo frontal também está relacionado à personalidade do indivíduo.

Abaixo dele está o **córtex órbito-frontal**, crucial no processo de tomada de decisões. É sua atribuição os julgamentos binários que fazemos o tempo todo sem perceber: bom *x* mau, bonito *x* feio, gostoso *x* ruim etc.

Numa porção mais inferior e posterior desse lobo está a **área de broca**, à qual se atribuem as faculdades relacionadas à expressão linguística – em especial os programas motores da fala. Essa estrutura cerebral só está presente em um hemisfério – em geral o esquerdo.

O lobo frontal também se encarrega dos movimentos voluntários do corpo, comandados por uma estrutura chamada **córtex motor**. Ela se localiza próximo ao sulco central do cérebro, na "fronteira" com o lobo parietal, que veremos a seguir.

## Lobo parietal

Localiza-se bem no topo da cabeça, entre o lobo frontal e o occipital. Entre suas funções, estão o processamento da informação táctil, a orientação espacial e a compreensão da linguagem – esta última feita em conjunto com porções do lobo temporal (geralmente no hemisfério esquerdo, denominada área de Wernicke).

## Lobo occipital

Localiza-se acima da nuca do indivíduo. É dedicado inteiramente à visão. Divide-se em duas áreas principais: o **córtex visual primário**, que processa as informações coletadas, e o **córtex visual de associação**, que interpreta e cataloga as imagens, comparando-as com informações armazenadas anteriormente.

## Lobo temporal

Como o nome diz, os lobos temporais esquerdo e direito ficam junto às têmporas. Sua principal atribuição é o gerenciamento da memória. Em sua parte superior se situa o **córtex auditivo primário**, relacionado ao processamento dos estímulos sonoros captados pelos ouvidos.

## Ínsula

"Escondida" abaixo dos lobos frontal e temporal, a ínsula é uma estrutura que faz a ponte entre a sensação e a emoção. Sons, imagens, cheiros, texturas e sabores são convertidos em sentimentos como medo, nojo ou alegria.

## SISTEMA LÍMBICO

Quando descemos às camadas mais profundas do cérebro, encontramos estruturas que remetem à nossa própria história evolutiva. O sistema límbico trabalha com as funções emocionais, reativas e involuntárias do cérebro, que não dependem da intermediação do pensamento racional. Quando o indivíduo é submetido a uma situação de estresse, são essas estruturas que assumem o comando – é por isso que agimos de forma puramente emocional de vez em quando. As principais estruturas vinculadas ao sistema límbico são:

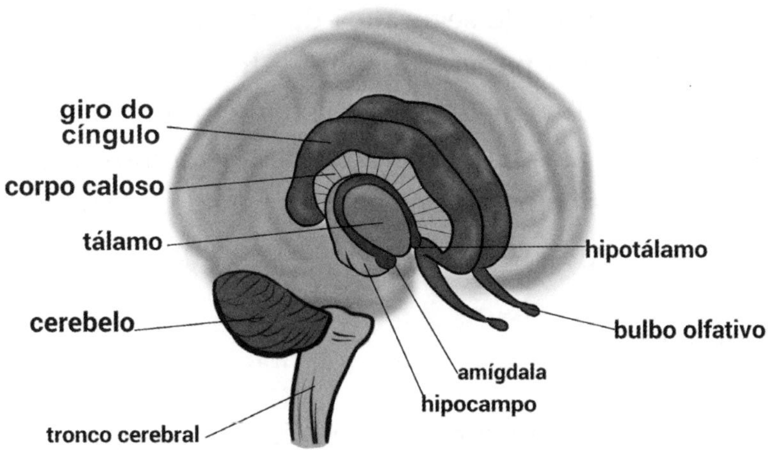


O sistema límbico e outras estruturas profundas, responsáveis por ações cerebrais que dispensam o pensamento racional.

## Hipotálamo

Acumula muitas funções – regulação da temperatura corporal, controle do sistema endócrino, regulação da fome e da sede – e tem papel fundamental no gerenciamento das emoções.

## Tálamo

Funciona como uma espécie de centro de triagem dos estímulos sensoriais – com exceção do olfato. Informações de natureza visual, auditiva, gustativa e táctil passam pelo tálamo antes de serem enviadas a setores do córtex cerebral.

## Amígdalas

São o centro de segurança do cérebro, responsável por identificar o perigo iminente e tomar as providências cabíveis. Tais medidas consistem em providenciar a emissão de sinais para liberação de hormônios que vão preparar o corpo para fugir ou lutar, além de dificultar o acesso às funções complexas do córtex cerebral.

## Hipocampo

Armazena e gerencia a memória de longa duração. É uma das principais áreas afetadas pela doença de Alzheimer; por isso, a perda de memória e a desorientação estão entre os sintomas da doença.

### Bulbo olfativo

Envia as sensações olfativas diretamente para as amígdalas, para o hipocampo e para o córtex órbito-frontal – sem passar pelo filtro do tálamo. Por isso os aromas são tão vívidos e despertam mais memórias que os outros estímulos sensoriais.

## OUTRAS ESTRUTURAS

### Gânglios de base

Desempenham um papel importante na coordenação motora e no aprendizado de tarefas que dependem dessa coordenação, como a dança e os esportes.

### Tronco cerebral

Situado entre a medula espinhal e o cérebro, regula funções automáticas e vegetativas, como o funcionamento do sistema respiratório e do coração.

### Cerebelo

Localizado na base do cérebro, é o centro de equilíbrio e coordenação do corpo. Graças ao cerebelo, conseguimos caminhar com segurança e andar de bicicleta, por exemplo.

# II. INTELIGÊNCIA: IDENTIFIQUE O SEU TIPO

Volte mentalmente ao tempo de escola: na sua classe, tenho certeza, havia um aluno ou um grupo de alunos que se destacava pelas notas altas. Tipos que tinham ótimo desempenho até nas provas mais difíceis – aquelas que deixavam metade da turma de recuperação. Eram chamados de crânio, de gênio, de CDF; e alvo de inveja e de admiração dos outros estudantes.

Se você fazia parte desse clube de alunos nota 10, parabéns: você é uma pessoa altamente inteligente. Se tirava notas medianas ou passava apertos para avançar à série seguinte, não se sinta excluído. A inteligência não se restringe à facilidade em aprender matemática ou à habilidade em responder provas.

O sistema educacional e o mercado de trabalho ainda são regulados pela crença – além de falsa, cruel – de que apenas o bom desempenho escolar é um parâmetro confiável para se medir a inteligência de alguém. Esse conceito, felizmente, vem sendo substituído nas últimas décadas por uma abordagem bem mais flexível daquilo que pode ser considerado inteligência. Ela pode estar relacionada a qualquer tipo de sensibilidade ou expressão humana: música, dança, linguagem, cálculo, relacionamentos pessoais.

A teoria das inteligências múltiplas começou a ganhar corpo em 1975, quando Howard Gardner, coordenador de um grupo de pesquisadores da Universidade Harvard, publicou *The Shattered Mind* [A Mente Despedaçada]. Surgiu então o conceito de inteligência como o potencial biopsicológico para processar informações. Esse potencial pode ser ativado, em um contexto cultural específico, para solucionar problemas ou criar produtos que sejam valorizados naquela cultura.

A primeira edição de *Shattered Mind* falava em sete tipos de inteligência. Ao revisar sua obra, porém, o próprio Gardner acrescentou um oitavo tipo de inteligência à lista original: a inteligência naturalista. Outros estudiosos incluem ainda nessa relação aquela que eles chamam de inteligência existencial ou inteligência espiritual. Eu penso que ainda há espaço para um décimo tipo: a inteligência emocional, popularizada na década de 1990 pela obra do psicólogo californiano Daniel Goleman.

Howard Gardner sustenta ainda que as inteligências – note a palavra no plural – não são objetos que possam ser quantificados. O teste de QI (quociente de inteligência), muito popular em tempos não muito distantes, é considerado ultrapassado: ele avalia habilidades específicas, não o potencial global do indivíduo.

De acordo com a teoria das inteligências múltiplas, cada pessoa pode ser contemplada com um ou mais tipos de inteligência muito desenvolvidos. Fica claro que alguns têm aptidão maior para a matemática, mas não para o convívio social; outros têm dons artísticos e habilidade de comunicação verbal deficiente. Em teoria, nada impede que alguém seja agraciado com todas as inteligências possíveis – ainda que existam pessoas assim, é certo que elas possuem algumas aptidões mais apuradas que outras.

Vamos então à lista dos tipos de inteligência. Sugiro que você leia os parágrafos seguintes com um lápis, para anotar símbolos ao lado dos verbetes: um para o(s) tipo(s) de inteligência que você julga ter muito desenvolvido(s); outro para aqueles que você acha que estão bem, mas que merecem um investimento para se desenvolverem ainda mais; outro ainda para as capacidades que você definitivamente não possui. Essa autoanálise é muito produtiva: identificar os próprios pontos fortes e fracos é o primeiro passo para tomar as medidas necessárias para fortalecer o potencial como um todo. Em outras palavras, tornar-se ainda mais inteligente.

## Inteligência lógico-matemática

É desenvolvida em indivíduos com facilidade para a abstração, para o raciocínio dedutivo e para a solução de problemas lógicos e numéricos. Matemáticos, estatísticos, cientistas e filósofos têm esse tipo de inteligência muito desenvolvida.

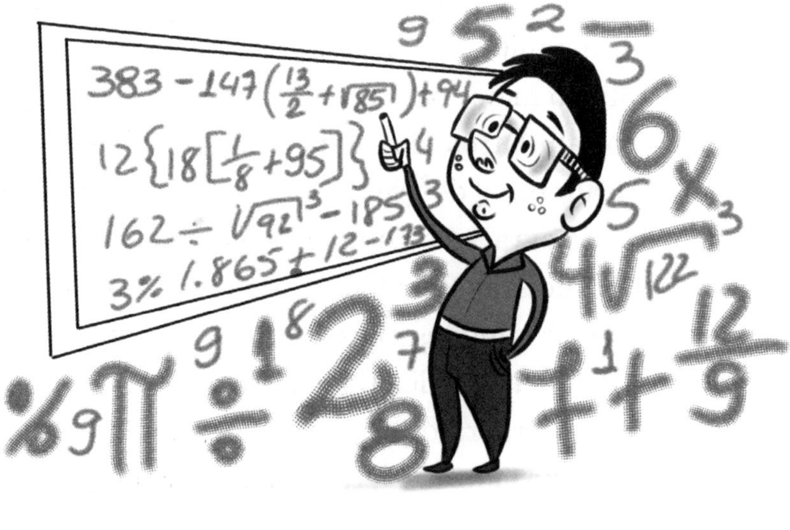

## Inteligência linguística

Caracteriza-se pelo talento para trabalhar com a palavra em sua forma oral e escrita. As pessoas possuidoras deste dom manipulam com naturalidade as infinitas possibilidades da união de palavras: frases, discursos, poemas, artigos, livros, idiomas. É a inteligência predominante em poetas, oradores, escritores e linguistas. Também se encontra em pessoas capazes de associar palavras a estímulos não verbais, como o *sommelier,* que descreve os aromas de flores e frutas em um vinho.

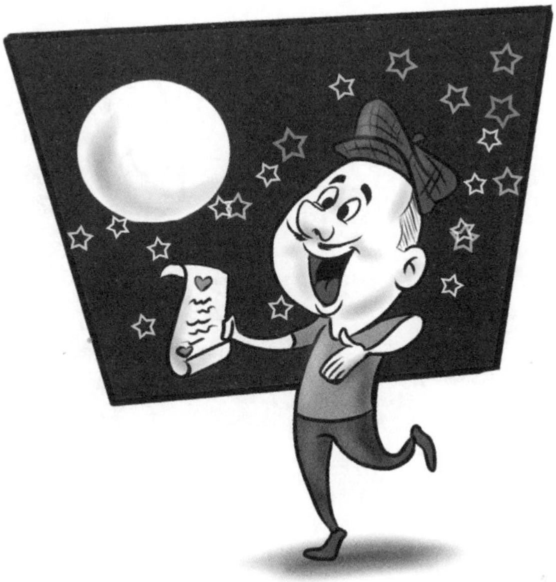

## Inteligência musical

O nome diz tudo. Trata-se da habilidade para compor e executar padrões musicais. Antes disso, porém, vem o talento para discerni-los. Um grande pianista, para escrever ou tocar uma peça, precisa ter um repertório mental prévio que lhe permita reconhecer a nota "lá" (ou outra qualquer) quando outro músico a executa. A leitura automática de partituras – da mesma forma que pessoas sem dom musical leem palavras formadas por letras – requer um alto desenvolvimento desse tipo de inteligência.

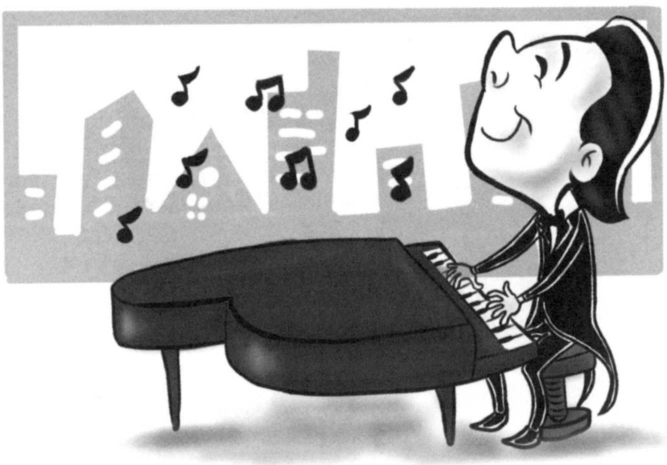

## Inteligência espacial

Consiste na capacidade de compreender o mundo visual com precisão, percebendo sem dificuldade distâncias e proporções dos objetos físicos no plano tridimensional. É um talento óbvio de arquitetos, escritores e cartógrafos. Mas essa inteligência também é apurada em atividades menos videntes. O enxadrista, por exemplo, testa mentalmente um sem-número de sequências (movimentos no espaço do tabuleiro antes de deslocar uma peça); o estrategista de guerra tem uma habilidade bem parecida, já que o xadrez não passa de uma simulação de uma batalha. Mesmo um bom taxista, que se move sem GPS pelas ruas de uma cidade grande, é dotado de inteligência espacial desenvolvida. Por sinal, o prêmio Nobel de medicina de 2014 foi dado a três pesquisadores que descobriram, em roedores, um circuito de neurônios que funciona como uma espécie de GPS interno – atua na localização espacial e na memorização de percursos. A descoberta é muito importante para as pesquisas sobre o mal de Alzheimer, que tem como um dos principais sintomas a desorientação espacial.

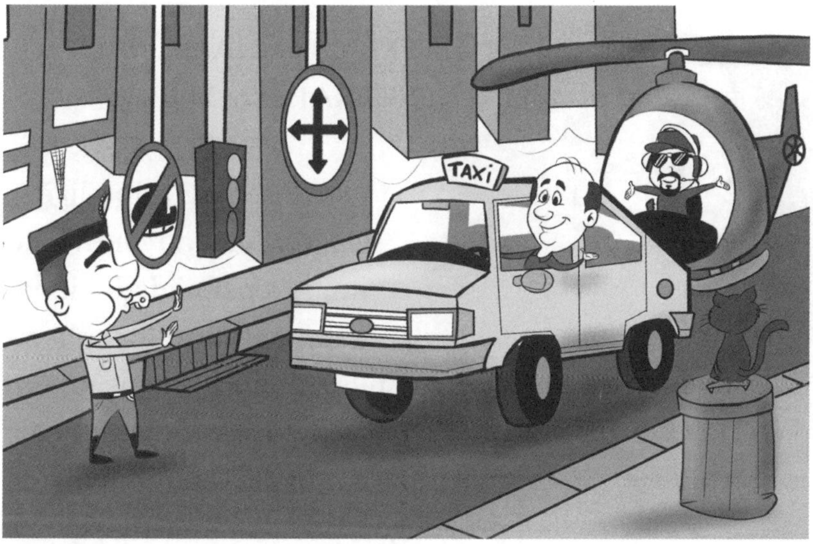

## Inteligência corporal-sinestésica

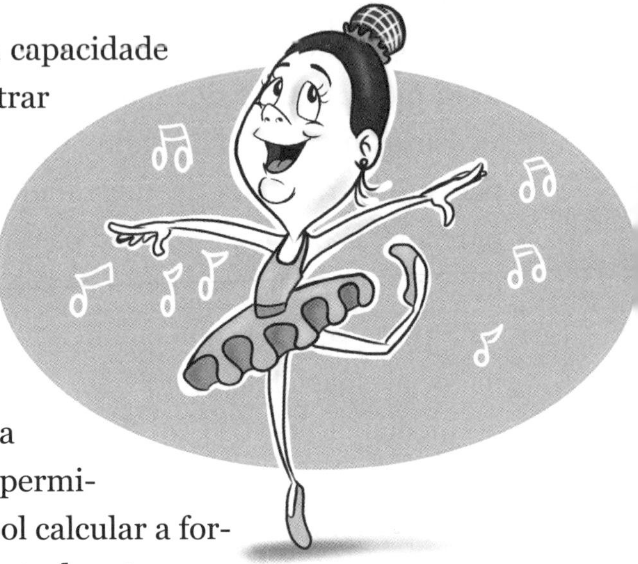

Expressa-se pela capacidade de controlar e orquestrar os movimentos do corpo, o que inclui a fala e a expressão facial. É o forte de atores, dançarinos, ginastas e esportistas. Como exemplo, a inteligência corporal permite ao jogador de futebol calcular a força e a direção que o chute deve ter para que a bola alcance o gol ou um companheiro que está do outro lado do campo.

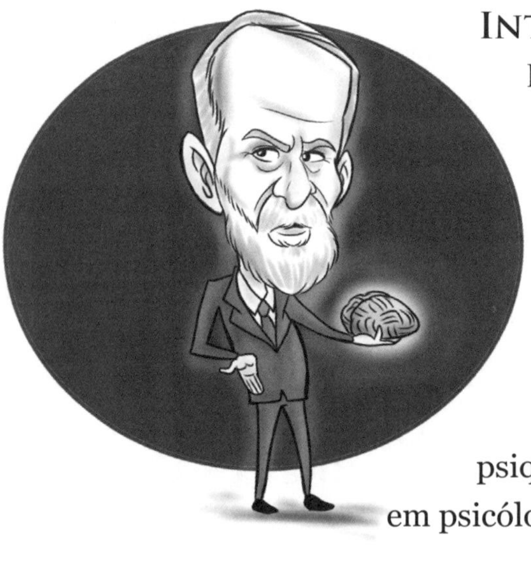

## Inteligência intrapessoal

Esse tipo de inteligência confere ao indivíduo uma sensibilidade incomum para o autoconhecimento e, por extensão, um talento para compreender a psique humana. É desenvolvida em psicólogos, poetas e escritores.

## Inteligência interpessoal

As pessoas dotadas de inteligência interpessoal demonstram enorme facilidade para captar e compreender as intenções, motivações e desejos dos outros. São altamente sociáveis e sedutoras. Políticos, professores e líderes religiosos – quaisquer líderes, aliás – têm esse dom. Vendedores bem-sucedidos também. A inteligência intrapessoal é comumente utilizada para prejudicar outras pessoas: ela é a grande arma dos estelionatários e golpistas que se aproveitam da ganância alheia.

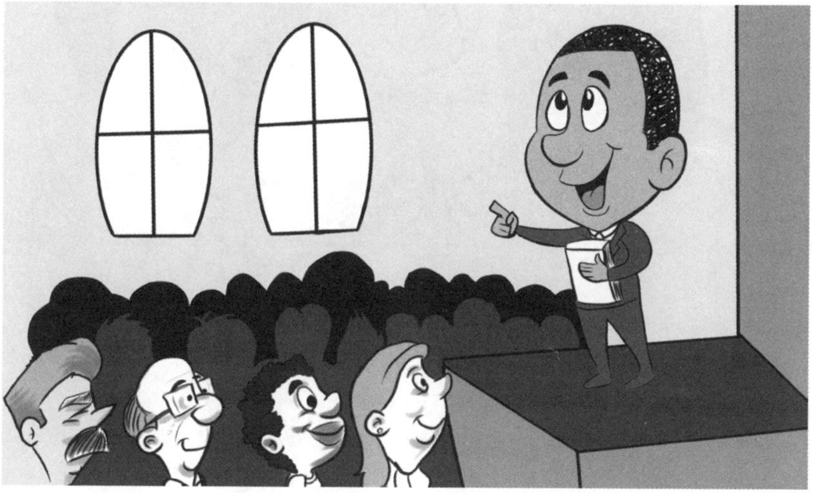

## Inteligência naturalista

É uma capacidade incomum de interagir com a natureza e reconhecer seus padrões. Pessoas inteligentes nesse campo também entendem melhor o comportamento animal, a ação da luz, do calor e do frio, os processos que transformam a matéria. A inteligência naturalista manifesta-se de maneira acentuada em biólogos, geólogos, astrônomos, meteorologistas e agricultores. Este é o tipo de inteligência que permite ao *chef* de cozinha imaginar o sabor e as texturas de um prato apenas ao ler a lista de ingredientes.

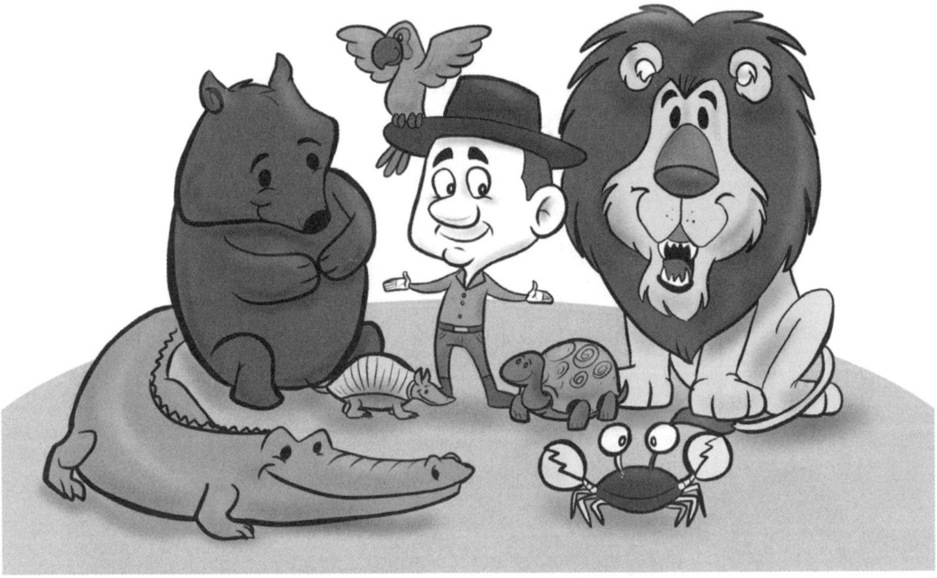

## Inteligência existencial

Também chamada de inteligência espiritual, é o talento exacerbado para versar sobre as questões essenciais da existência humana e do Universo. Filósofos e grandes pensadores religiosos são agraciados com essa habilidade extraordinária.

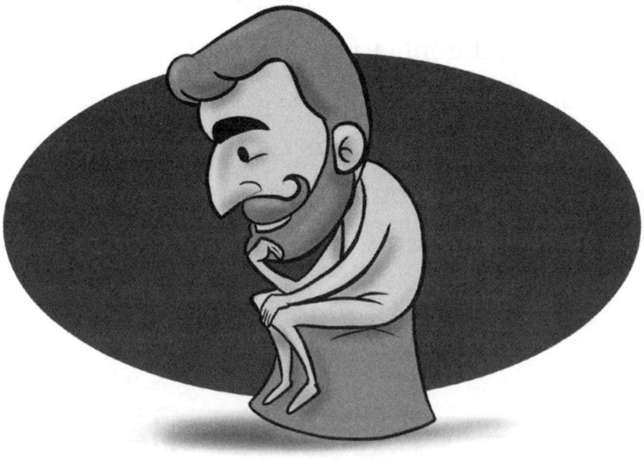

## Inteligência emocional

Trata-se de um recorte emocional das inteligências intrapessoal e interpessoal. O indivíduo com inteligência emocional desenvolvida é capaz de compreender e controlar as próprias emoções; com pouco ou nenhum esforço, ele pode também identificar as emoções alheias para reagir adequadamente a elas. Pegue o caso de um goleiro diante do pênalti: ele precisa muito da inteligência emocional, tanto para manter-se calmo como para tirar a tranquilidade do jogador que cobra a falta. O mesmo ocorre com qualquer pessoa que trabalhe sob pressão: bombeiros, médicos em emergências, policiais que negociam situações com reféns.

Nenhum desses tipos de inteligência anda sozinho. Todas as atividades humanas exigem duas ou mais capacidades específicas. O jogador de futebol, por exemplo, usa muito as inteligências corporal e espacial; o político depende da inteligência interpessoal e linguística, pois a palavra é sua ferramenta; e assim por diante.

Você também tem mais de um tipo de inteligência. Identifique os seus pontos fortes, mas também procure fortalecer as capacidades menos desenvolvidas.

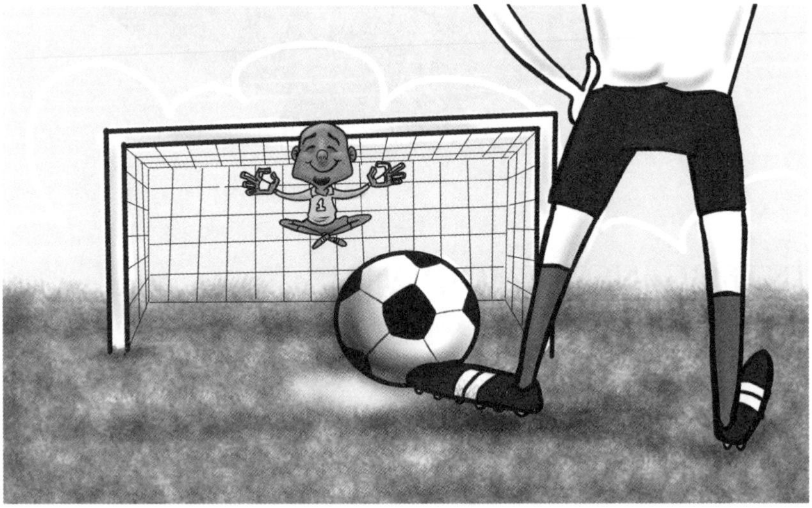

É natural que você goste mais de executar tarefas nas quais sua inteligência predominante possa agir livremente. Isso gera uma economia de energia metabólica no cérebro, pois as tarefas são executadas quase sempre espontaneamente. É assim que funcionam os testes vocacionais: eles direcionam pessoas com determinados tipos de inteligência para as profissões adequadas. De uma garota que sonha em ser engenheira, por exemplo, espera-se um alto desenvolvimento das inteligências matemática e espacial. Se for diferente, a vocação não corresponde ao sonho.

Entretanto, é altamente proveitoso buscar atividades que envolvam aquelas inteligências nas quais você é especialmente fraco. É um estímulo para o cérebro, uma provocação. Assim, se você for jornalista – e consequentemente depender muito das inteligências linguística e intrapessoal –, procure passatempos que exercitem as outras habilidades. Faça *sudoku* (inteligência matemática), plante um jardim de ervas (inteligência naturalista), aprenda a dançar (inteligência corporal), procure dirigir na cidade sem o auxílio do GPS (inteligência espacial). Você ficará mais inteligente!

# III. MANUTENÇÃO

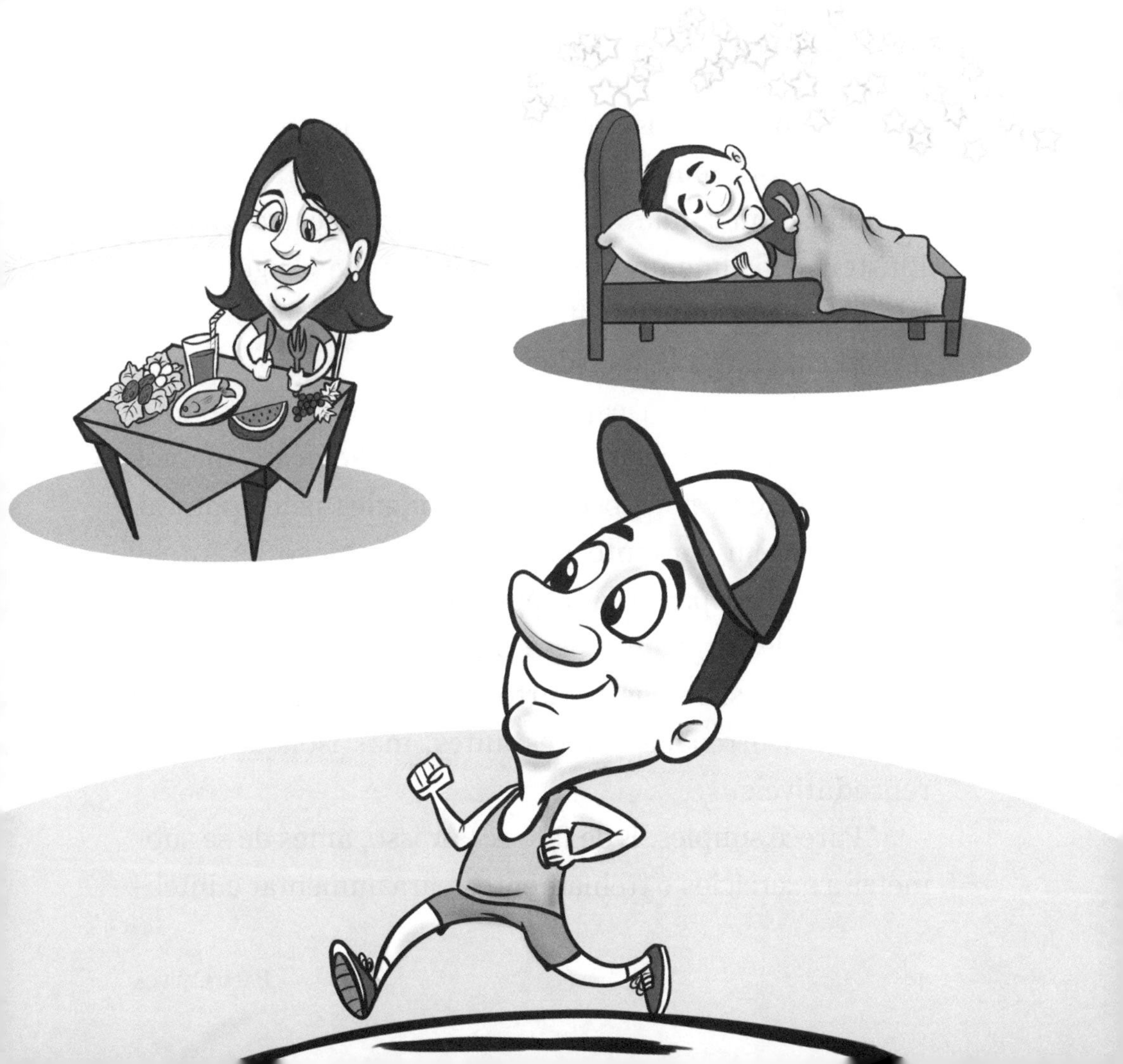

Se este fosse o manual de instruções de um carro, aqui seria a parte em que falaríamos da importância das revisões periódicas, de usar combustível de procedência confiável, de cuidar da lubrificação e de outros detalhes que garantem o bom funcionamento da máquina, sem surpresas desagradáveis.

Com o cérebro não é tão diferente assim.

O cérebro não é uma máquina como o automóvel. É uma máquina muito mais complexa, pode ter certeza. Independentemente disso, como toda máquina, ele precisa de manutenção constante para evitar panes. Mais que isso, um cérebro em boas condições físicas é o ponto de partida para que possamos usá-lo com plenitude. Assim como Ayrton Senna nunca ganharia três campeonatos mundiais sem cuidar da mecânica de seus carros, Albert Einstein dificilmente teria chegado aonde chegou se tivesse passado fome na infância ou adquirido hábitos que prejudicassem sua capacidade mental.

Mas o que é a capacidade mental? Ela é todo o potencial intelectual do seu cérebro. Atenção, memória, linguagem, percepções e habilidades psicomotoras trabalham em conjunto para a manifestação da inteligência. Para expandi-la, o primeiro passo é garantir as necessidades orgânicas para o funcionamento saudável dos neurônios. Sem isso, surtos criativos ou *insights* podem ser ocorrências interessantes, mas isoladas e não reprodutíveis.

Parece simples. E de fato é. Por isso, antes de se submeter a exercícios e treinamentos para aumentar a inteligência, é necessário entender as regras físicas e biológicas que sustentam a expressão do cérebro humano no mundo.

Para ter o cérebro tinindo, em perfeitas condições de uso, dê-lhe ASAS. Esse é o nome do método extremamente simples e eficaz que eu vou ensinar a seguir – na realidade, é um acrônimo, a junção das iniciais de quatro atitudes que bastam para a manutenção das funções cerebrais. Chamar o método de ASAS também é um recurso mnemônico, um truque para que você nunca se esqueça dessas quatro letrinhas – algo que vem bem a calhar neste livro. Passemos então ao primeiro "A".

## ALIMENTAÇÃO

O cérebro é formado por 100 bilhões de neurônios. Estes são células que se comunicam através das sinapses, transmitindo impulsos elétricos. Os neurotransmissores são substâncias liberadas pela extremidade de um neurônio na sinapse, que passa informação química para a extremidade do outro neurônio. Na infância, cada neurônio é capaz de realizar cerca de 2.500 sinapses com outras células do mesmo tipo. Trabalham numa rede complexa e muito ativa, mas ainda incipiente. Na fase adulta, esse sistema de integração enriquece: cada neurônio quadruplica sua rede sináptica, suportando cerca de 10 mil sinapses.

Para que toda essa microcircuitaria neural funcione, muita energia é necessária. Como mencionado anteriormente, nada menos que 20% do sangue oxigenado, que o coração recolhe dos pulmões e bombeia para o resto do corpo, é destinado ao abastecimento do cérebro – órgão que representa aproximadamente 2% da massa total de uma pessoa. Proporcionalmente, uma enorme parte da energia disponível no organismo é enviada sem economia para o sistema nervoso central. O oxigênio e a glicose são os combustíveis imprescindíveis. Mas muitos outros nutrientes também são importantes. Por isso, uma boa alimentação é fundamental.

Essa alimentação, é claro, deve levar em consideração a saúde global do organismo, e não apenas o cérebro. Valem aqui as regras gerais de qualquer programa dietético sensato. É importante estar alimentado o tempo todo: para que o nível de glicose no sangue fique estável no decorrer do dia, faça três refeições grandes intercaladas por pequenos lanches. Assim, comece o dia com um café da manhã reforçado, prossiga com um almoço ponderado com proteínas e carboidratos, e termine com um jantar leve. Antes de dormir, coma algo ainda mais leve: um iogurte ou uma fruta ajudam a manter a glicemia durante o repouso.

Evite exageros de um lado e de outro. Comer demais demanda muita energia para o sistema digestivo, o que causa sonolência e, consequentemente, diminui sua performance mental. Já o jejum prolongado derruba a glicemia, o que resulta em irritabilidade e dificuldade de concentração.

Dito isso, vamos a uma pequena lista de alimentos que são particularmente bons para o cérebro:

- **Água**: essencial para o transporte de nutrientes, é obtida em sucos, chás e frutas. Nunca custa repetir que cerveja e outras bebidas alcoólicas não funcionam aqui. Além de causar confusão mental, elas são diuréticas – drenam a água do corpo de quem busca nelas a hidratação.
- **Carboidratos**: são fonte de glicose, que é transformada em energia. Prefira obtê-los de cereais integrais, frutas e vegetais, não de doces e massas de farinha branca.
- **Ferro**: auxilia no transporte de oxigênio. É obtido na carne vermelha, no germe de trigo, na aveia, no espinafre, na lentilha, na soja e no feijão.
- **Cálcio**: desempenha um papel importante na condução dos sinais neurais. Encontra-se no leite e em seus derivados, nas nozes, nos cereais integrais, nos brócolis, no agrião, no figo e na farinha de aveia.
- **Zinco**: contribui para o equilíbrio neuroquímico, é importante para a fixação da memória e para a concentração. Algumas boas fontes de zinco são as carnes, os ovos, os peixes, a cenoura, a batata, o pão integral e o gergelim.
- **Gorduras insaturadas e ômega 3**: são responsáveis por formar a membrana celular dos neurônios. Vêm de peixes de água fria (salmão, truta, cavala, tainha), nozes, espinafre, óleo de milho e óleo de soja.
- **Vitamina B1 (tiamina)**: é necessária para o metabolismo da glicose e ajuda no funcionamento das

células do sistema nervoso central. Pode ser encontrada em cereais integrais, aveia, germe de trigo, leguminosas, nozes e carne suína.

- **Fenilalanina e tirosina**: são dois aminoácidos, categoria de substâncias que regula os níveis de neurotransmissores – algo essencial para o bom funcionamento do cérebro. Importantes para o estado de vigília e para a concentração mental, a fenilalanina e a tirosina estão presentes em alguns peixes (atum e truta, por exemplo), na carne, nos laticínios (em especial no queijo tipo *cottage*), na soja, no amendoim, nas amêndoas e no germe de trigo.
- **Serina, metionina**: mais dois aminoácidos. Importantíssimos para a aprendizagem e a memorização. Presentes em peixe, frango, peru, carne bovina, castanha de caju, germe de trigo, brócolis, ervilha, espinafre, arroz integral e pão integral.
- **Cafeína**: em pequenas quantidades, promove a dilatação dos vasos sanguíneos do cérebro, o que estimula a memória e a capacidade de concentração. Prefira obtê-la do café ou do chá, não de refrigerantes, energéticos ou pílulas.

Antes de passarmos para a próxima letra – depois de tanta comida vem o "S" de sono –, mais algumas palavrinhas sobre a alimentação. "Você come para viver, não vive para comer" é uma frase que já virou lugar-comum, porém não deixa de ser um bom mantra para ser repetido mentalmente quando quisermos fugir de vícios alimentares.

Por último, tenha em mente que comer transcende a simples ingestão de nutrientes. O ato da alimentação é um conjunto de experiências sensoriais que, sim, estimulam e exercitam o cérebro. Procure ampliar seus horizontes ao provar diferentes alimentos e culinárias exóticas. E não se esqueça da importância das refeições para a socialização: compartilhe esses momentos e, sempre que puder, celebre à mesa.

## SONO

Durante o sono, o cérebro continua ativo – a única coisa que é "desligada" é o contato consciente com o ambiente exterior. De resto, ele continua a reger o funcionamento do organismo e responde a estímulos sensoriais e de dor. E mais: assim como a musculatura aproveita essas horas de pouca atividade para se recuperar do desgaste sofrido durante o dia, o cérebro trabalha na própria manutenção enquanto você dorme. É como se uma equipe de faxineiros e mecânicos cerebrais entrasse em ação assim que você fecha os olhos e cai no sono.

Com o corpo na posição horizontal, o cérebro atinge o equilíbrio neuroquímico perfeito: isso possibilita a fixação, nos circuitos de neurônios, das experiências vividas durante o dia. Em outras palavras, dormir é essencial no processo de consolidação da memória. Os sonhos desempenham um papel crucial nesse *pit stop* noturno do cérebro. Livre da necessidade de manter a atenção ativa no mundo físico, ele se exercita com testes de possibilidades sensoriais que muitas vezes se aproximam da vivência real.

A quantidade necessária de repouso varia de indivíduo para indivíduo. O ser humano é um animal de hábitos diurnos que dorme, em média, seis a oito horas por noite para ajustar o equilíbrio bioquímico do corpo. Mas há quem não precise de tanto tempo para se sentir descansado. Quem dorme pouco e vive bem com isso não sofre de insônia. A insônia, aliás, não é uma doença em si. É um sintoma que pode estar presente em diferentes situações clínicas, como depressão, ansiedade, disfunções hormonais e uso de drogas ou medicamentos. No curto prazo, ela interfere na performance do dia a dia, diminuindo a capacidade de concentração e aumentando a irritabilidade; no prazo mais longo, a privação do sono pode comprometer a inteligência. Por sua vez, dormir bem pode ser a chave para adiar ao máximo a demência senil. Um estudo de 2012, conduzido por especialistas do Laboratório de Neurociência Cognitiva da Austrália Meridional, demonstrou os efeitos fabulosos das noites e tardes bem dormidas. Aqueles que dormem pelo menos seis horas e meia por noite prolongam por até dez anos a boa forma da memória. O declínio cognitivo pode ser freado por outros dez anos naqueles que tiram regularmente sonecas depois do almoço. Note bem a capacidade restauradora da *siesta*, mas atenção: ela deve durar meia hora no máximo.

E como evitar a insônia? Algumas medidas simples ajudam bastante. Não coma demais à noite, principalmente alimentos de difícil digestão. Evite bebidas alcoólicas.

Fuja da cafeína e do chocolate a partir do fim da tarde. Reduza o ritmo da atividade cerebral ao cair da noite, preparando o cérebro para entrar em repouso: pelo menos uma hora antes de ir para a cama, desligue a televisão, o computador, o tablet e não mexa mais no smartphone.

De importância crítica para regular a rotina do sono é a segunda letra "A" do método ASAS: a atividade física. É dela que trataremos a seguir.

## ATIVIDADE

Correr, pular, nadar, pedalar, dançar ou até mesmo namorar são atividades que demandam energia e força. Após tanto trabalho, a musculatura é "recompensada" com o relaxamento, algo extremamente útil para o sono reparador noturno. Mas esse não é o único benefício da atividade física para a saúde cerebral.

Assim como age no coração, nos rins e nos pulmões, a atividade física é capaz de estimular também o cérebro. Além de melhorar o fluxo sanguíneo cerebral, o que reduz drasticamente o risco de um AVC (acidente vascular cerebral), o exercício promove a liberação de endorfinas. Essas substâncias agem no circuito neural do prazer. Sua atuação resulta em bem-estar e analgesia – ela faz a dor desaparecer. Também contribui para melhorar a memória, já que estimula o hipocampo.

Se você ainda não se convenceu de que deve se levantar do sofá, aqui vai outro argumento: movimentar-se ajuda a evitar a depressão. Sabe-se que a atividade física facilita o envio de um aminoácido chamado triptofano para o cérebro. Esse sujeito de nome estranho – presente em alimentos como a banana, o grão-de-bico, o tomate, o chocolate e as tâmaras – é um precursor da serotonina. Isso significa que ele participa de uma série de reações metabólicas que resultam na produção da serotonina; esta, por sua vez, é um neurotransmissor intimamente ligado ao estado de espírito do indivíduo. Níveis altos de serotonina resultam em bom humor, e sua falta, em depressão.

A melhor hora para a prática de esportes é o final da tarde ou o início da noite, quando o corpo já está aquecido e alongado pelas atividades cotidianas – e o relaxamento subsequente vai coincidir com a hora de dormir. Para que um programa de exercícios tenha efeito, recomenda-se que você o pratique pelo menos meia hora por dia. Mas praticar o quê?

Essa escolha vai depender da sua motivação. Se você é daquelas pessoas que detestam musculação, por exemplo, não adianta se inscrever numa academia para levantar pesos. É claro que você vai abandonar essa atividade e precisará recomeçar do zero. Tente descobrir algo que lhe dê prazer: natação, tênis, futebol, esgrima, equitação. Não precisa nem ser um esporte: aulas de dança de salão, por exemplo, exercitam muito mais o corpo do que alguns jogos coletivos. Quando perceber que o interesse pela modalidade está começando a desaparecer, procure outra. Só não vale deixar a peteca cair – em especial se o esporte escolhido for o *badminton*.

Não recomendo a prática de esportes extremos, tais como automobilismo, montanhismo, paraquedismo ou *bungee jumping*. À parte o óbvio perigo a que essas modalidades expõem seus praticantes, elas têm um inconveniente adicional: viciam o cérebro em adrenalina. Como acontece na dependência de heroína ou álcool, o usuário cria resistência à adrenalina e passa a precisar de doses cada vez maiores da substância para se sentir bem. Pelo menos não existe a possibilidade de overdose, uma vez que o traficante é o seu próprio organismo. Só que a única forma de convencer esse traficante a liberar doses maiores de adrenalina é adotar comportamentos cada vez mais irresponsáveis, que aumentam o risco real de morte. Não vale a pena. A prática de esportes seguros pode gerar um nível semelhante de satisfação.

Acho que estamos de acordo que o corpo deve se manter ativo, correto? Passemos, então, à última letra do método ASAS, referente à atividade do próprio cérebro. É o "S", de sonho.

## SONHO

O sonho a que me refiro aqui não é aquele que você tem enquanto dorme. É a aspiração, o desejo, a ideia que move a vida e faz o ser humano querer viver mais. O sonho é o motor da mente: sem ele, o cérebro não funciona bem e enferruja. O sonho produz motivação e determinação, proporciona superação e a busca incansável pelo sucesso.

Você precisa sonhar, desejar, querer expandir a sua capacidade mental para, de fato, atingir esse objetivo.

E vou ser breve aqui, pois a segunda parte deste livro é toda dedicada ao exercício do sonho, ou de fragmentos de sonho que podem compor o sonho de cada indivíduo. Afinal, o sonho de uma pessoa pertence somente a ela e nunca é igual ao de ninguém.

Nas páginas que se seguem, vou apresentar ferramentas que ajudam a exercitar esses sonhos e, espero, a realizá-los. Trabalharemos a memorização e a associação de nomes a rostos, o domínio do medo e da timidez, a organização pessoal e o aprendizado de novas tarefas, entre outras coisas. Boa leitura e bons sonhos!

PARTE 2

# MODO DE USAR

# I. COMO GUARDAR ROSTOS E NOMES

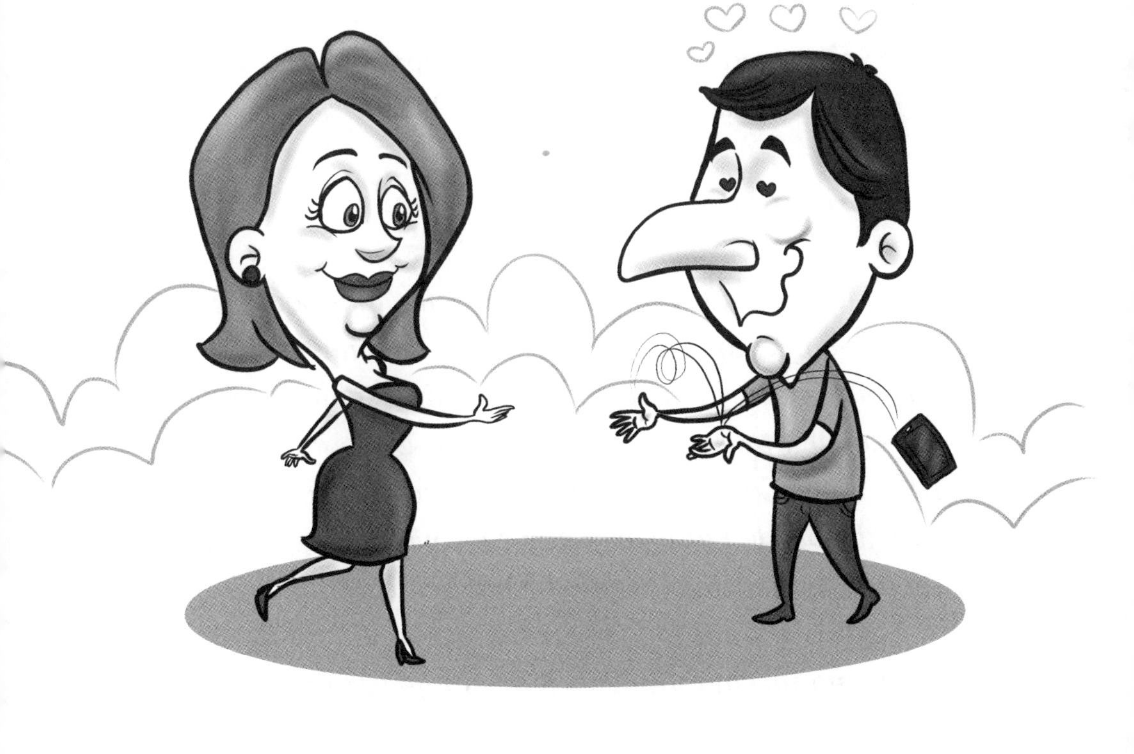

## Doutor, o que eu vou ler?

Todos nós já passamos pelo constrangimento de encontrar por acaso um conhecido que nos chama pelo nome, enquanto queimamos neurônios para tentar lembrar quem é aquela pessoa tão familiar. Ou chamar pelo nome errado alguém que procuramos impressionar positivamente. Mais que um embaraço passageiro, situações assim podem trazer sérios problemas para a vida social ou profissional. Neste capítulo, você vai entender por que a associação entre a aparência física e o nome próprio de um indivíduo é de importância vital para que nosso cérebro armazene essas informações nas gavetas corretas – e, tão importante quanto, para que essas gavetas sejam localizadas prontamente quando você precisar delas. Aqui, você vai aprender como memorizar com mais facilidade o nome de pessoas e, assim, encantá-las.

### *Era uma vez...*

*Mauricio não é exatamente bonito, mas pode-se dizer que ele é um rapaz bem-apessoado. Engenheiro formado há poucos anos numa importante universidade brasileira. Inteligente, talentoso e responsável. Dono de um futuro promissor. Calcula todos os movimentos e só toma decisões depois de pesar as possíveis consequências. Guia-se sempre pela razão. Ou pelo menos acha que age assim.*

*Aline é uma jovem atraente. Estudante de arquitetura na mesma universidade em que Mauricio se for-*

*mou, tem um desempenho fantástico nas matérias que exigem criatividade e manifestação artística – mas tropeça quando o assunto é cálculo. Seu objetivo na vida é viver um grande romance. Sonha em ser amada, respeitada e lembrada com carinho. Age frequentemente por impulso e deixa sempre a emoção dar as cartas. Ou pelo menos pensa que se comporta desse modo.*

*Numa festa de fim de ano, os dois se encontraram pela primeira vez. Foram apresentados por Joana, filha do patrão de Mauricio, estagiária na empresa do pai e colega de faculdade de Aline. Joana também fazia as vezes de anfitriã: foi na casa de sua família que o acaso decidiu cruzar os caminhos dos dois jovens. Mauricio conversava animadamente em uma rodinha masculina à beira da piscina quando a colega o interrompeu:*

*– Mauricio, quero te apresentar minha amiga Aline.*

*O rapaz virou-se para o lado e perdeu a fala. Tinha um copo em uma mão e o celular na outra. Num movimento desastrado, passou o copo para a mão que segurava o telefone, a fim de poder cumprimentar aquela bela moça. O celular voou em piruetas, num salto ornamental que terminou em um mergulho fatal na piscina. O rosto de Mauricio ficou rosado, vermelho, quase roxo.*

*Aline percebeu que sua presença havia feito a cabeça daquele simpático desconhecido viajar até a Lua – que, por sinal, estava cheia naquela noite – em menos de um segundo. Ela sentiu-se especial. E achou fofo o amigo da amiga. Deu uma risadinha doce e inclinou-se para beijar seu rosto:*

*– Oi, Mauricio, tudo bem?*

*Com o pensamento de volta à Terra, ele retribuiu o cumprimento:*

*– Tudo bem. E você, como vai?*

*O resto da noite voou. Nada mais, nem a música, nem os fogos de artifício, nem o champanhe estourado à meia-noite, distraiu a atenção dos dois. Parecia mágica. A identificação foi instantânea, era como se eles se conhecessem há muito tempo. Almas gêmeas. Aos olhos de Aline, Mauricio era lindo. A afinidade se estendia ao campo profissional: ele era engenheiro e, em dois anos, ela se formaria arquiteta no mesmo campus. Tinham amigos e professores em comum e interesses afins. Tudo a ver um com o outro.*

*Mauricio ficou vidrado no rosto, no papo, nas curvas e no perfume de Aline. Havia muita familiaridade no ar.*

*A enorme Lua cheia refletia na piscina. Dançaram, tomaram vinho, conversaram muito e trocaram telefones. Sem celular, Mauricio anotou os preciosos algarismos em um guardanapo. Uma noite espetacular, enfim.*

*Mas o dia seguinte não seria tão bom assim.*

*Mauricio acordou e lembrou-se da sensação de prazer da noite anterior. Teve vontade de reencontrar a nova paixão – ele não tinha consciência disso, mas estava tomado pela paixão –, só que não encontrava de forma alguma o número. Revirou os bolsos da calça, da camisa e do blazer. Encontrou um tíquete de estacionamento, a nota fiscal do posto onde abastecera o carro e – ufa!*

*– um guardanapo amassado com alguns rabiscos. Não havia nenhum nome escrito, mas dava para identificar o número. Só podia ser aquele. Ele pegou o telefone e ligou. Do outro lado, atendeu uma voz feminina e sonolenta:*

*– Alô?*

*– Oi, Elaine, é o Mauricio. Desculpe se te acordei, mas não resisti. Sei que nos conhecemos ontem, mas já estou sentindo saudades de você!*

*O telefone ficou mudo. Mauricio falava sozinho.*

*– Elaine? Elaine? Está me ouvindo?*

*A ligação caiu. Ou melhor, Aline desligou na cara de Mauricio. Ela estava muito magoada porque o príncipe da noite anterior havia virado um sapo que nem sabia seu nome. Decidiu nunca mais atender aquele número.*

*Chateado, Mauricio não entendeu o que se passava, não percebeu de imediato o engano. Em algum canto de sua mente, porém, pipocou a memória de outra bela garota, sua primeira namorada, com quem saía quando entrou na adolescência. Lembrou-se do olhar do amor de antigamente, incrivelmente parecido com o da moça da noite passada. Não por coincidência, o nome da namoradinha da escola era Elaine. Mauricio deitou-se na cama para voltar a dormir. Sentia-se atônito e frustrado. O agridoce da nostalgia adicionava um tempero exótico a esses sentimentos.*

## Então fala, doutor!

Certamente você já ouviu que, num encontro, a primeira impressão é a que fica. Essa frase é um enorme clichê, mas também é uma grande verdade. A primeira impressão pode até não ser indelével. Mudá-la, entretanto, pode exigir um esforço descomunal – em especial quando essa impressão é negativa.

É por isso que as pessoas se arrumam muito bem antes da entrevista para um novo emprego. É por essa razão também que elas capricham no visual quando vão a uma festa – ou a qualquer evento social que possa propiciar o início de um relacionamento, de um namoro.

Isso é normal. É uma atitude inteligente, pois a tal primeira impressão se forma muito rapidamente, e é bom chegar munido com as melhores armas. O cérebro humano faz um julgamento muito ligeiro, que dura cerca de 250 a 750 milésimos de segundo e rapidamente estabelece uma classificação: bonito ou feio, bom ou ruim, quero ou não quero. Essa velocidade foi verificada em 2013, numa experiência conduzida na Espanha pela equipe do neurocientista Camilo Cela-Conde. Um grupo de estudantes foi exposto a uma sequência rápida de imagens que incluíam obras de arte figurativas e abstratas, cartões-postais e fotos dos mais variados objetos e paisagens. Os participantes tinham em mãos um interruptor com dois botões – um para "bonito" e outro para "não bonito" – que deveriam ser acionados imediatamente após a exibição de cada figura.

As informações do mundo físico chegam até a consciência por meio dos órgãos do sentido: visão, audição, tato, paladar e olfato. Independentemente da via sensorial predominante numa experiência específica (por exemplo, conhecer uma nova pessoa), o cérebro é estimulado em sua parte anterior, nos lobos frontais. É essa região, mais especificamente uma estrutura chamada córtex órbito-frontal, que processa as informações e emite um veredicto sobre o objeto, pessoa ou evento. Isso também foi demonstrado no estudo de Cela-Conde, que monitorou a atividade elétrica cerebral dos voluntários: o córtex órbito-frontal "acendia" no monitor dos cientistas no intervalo entre a exibição da imagem e o acionamento do botão.

E como é feito esse julgamento? O cérebro possui um extenso banco de dados com experiências prévias, memórias coletivas – impressões culturais, passadas de geração a geração por famílias e outros grupos sociais – e emoções pessoais. Os novos estímulos sensoriais são comparados com o conteúdo desse acervo, até que se encontre algo que corresponda aproximadamente àquilo que está sendo percebido. Então se faz a classificação: se o rosto novo remete a outro catalogado como "bonito", ele será incluído nessa categoria. Trata-se de uma operação cerebral automática, feita sem nenhum esforço ou dificuldade e em frações de segundo.

Na história que você acabou de ler, a cabeça de Mauricio também levou menos de um segundo para tirar uma conclusão quando Aline lhe foi apresentada. Assim que recebeu as informações dos sentidos – a visão da moça bonita, o som suave de sua voz, seu perfume –, o cérebro analisou os dados e registrou uma impressão fortemente positiva. Tão positiva e tão forte que o rapaz se desconcertou e ficou, por um segundo, incapaz de concluir uma tarefa tão simples quanto transferir o copo de uma mão para a outra sem provocar um desastre.

A pergunta seguinte é: Por que o cérebro trabalha assim? Por que decide de forma tão veloz se a novidade é boa ou má, formando uma impressão que não raro é falsa? Por que não tomar um pouco mais de tempo até obter uma imagem mais fiel da realidade traduzida pelos sentidos?

Porque milésimos de segundo podem decidir se o indivíduo vai morrer ou continuar vivo. Do ponto de vista neurobiológico, o julgamento sumário inicial de um novo estímulo é fundamental para a manutenção da vida. É ele que faz você desconfiar de um ladrão, de um animal traiçoeiro ou de um ambiente potencialmente perigoso. E então, com a opinião rapidamente formada sobre um possível perigo imediato, o cérebro prepara o corpo para uma atitude radical: lutar ou fugir. Nesse momento, estruturas cerebrais profundas – como as amígdalas dos lobos temporais – são acionadas. O sistema límbico, circuito emocional do cérebro, é completamente envolvido na situação de emergência. Em resumo: os lobos frontais soam o alarme e ativam uma reação em cadeia que culmina com uma "ordem" enviada às glândulas suprarrenais. Estas, responsáveis pela produção de adrenalina, despejam imediatamente na corrente sanguínea todo o seu estoque do hormônio. Pronto. O corpo ganha poderes de super-herói para se livrar da situação perigosa. É assim que a natureza funciona.

No caso do Mauricio, as coisas se desenrolaram de um modo ligeiramente distinto. Aline passou com louvor na avaliação de seu cérebro, o que também tem lá uma ou outra consequência hormonal. Como na situação de perigo, a adrenalina também inundou o sangue. O sistema límbico não dá muita bola para as convenções politicamente corretas e, quando seu dono é um homem jovem heterossexual e saudável, a visão de uma bela mulher é equivalente à de uma presa a ser capturada. O caçador precisa estar atento e ágil para não deixá-la escapar, e é aí que a adrenalina cumpre seu papel. Além dela, o corpo de Mauricio recebeu uma dose brutal de endorfina, hormônio responsável pela sensação de prazer. Isso explica por que ele ficou abobalhado e desastrado ao ver Aline, derrubando um copo d'água na própria calça justamente quando deveria expor a melhor imagem possível de si mesmo. Sua sorte é que o cérebro dela também é campeão de velocidade e já havia formado uma impressão positiva na hora do incidente. E também há o fato de que o rapaz deixara muito evidente que estava abalado com a presença da moça – um potentíssimo lisonjeiro para ela.

A sensação positiva veio atrelada, para Mauricio, à lembrança de alguém com quem ele se relacionou no passado. A figura de Aline transmitia a ideia de familiaridade. Nos arquivos do cérebro de Mauricio, ela foi catalogada como uma sósia de outra pessoa muito querida.

Sósia é uma pessoa muito parecida, quase idêntica a outra, mas sem vínculo familiar. É como se elas fossem gêmeas – mas só na aparência.

Para interpretar um rosto conhecido, o cérebro funciona de uma maneira especial. O estímulo luminoso atinge a retina nos olhos. A luz vira um impulso elétrico que trafega pelos nervos ópticos até os lobos occipitais, região posterior do cérebro acima da nuca. Nessa região existe o córtex visual primário – é lá que as imagens são reconstruídas no sistema nervoso. Essa informação é transmitida por meio de sinapses até a base dos lobos temporais, onde existe uma espécie de catálogo de todos os rostos que já conhecemos. Ocorre, então, a comparação entre a imagem recém-captada e as que já constavam no arquivo: como se trata de uma pessoa conhecida, é certo que existirá uma correspondência exata. De lá, a informação é encaminhada para o sistema límbico, porção emocional do cérebro. Ele atribui uma emoção equivalente a cada imagem familiar. Por exemplo, quando você vê a sua mãe, além de identificar o rosto como "bem conhecido", você pode sentir: proteção, ternura, amor, respeito, saudade e carinho. Isso acontece tudo junto, não dá para separar uma coisa da outra.

O cérebro se confunde quando vê um sósia. Quando se trata de uma pessoa famosa, a experiência pode ser divertida. Se a aparência remete a um conhecido próximo, pode causar fascinação e motivar a busca imediata por outras informações sensoriais. A voz, o cheiro e a postura do corpo são rapidamente analisados para verificar se aquela pessoa é mesmo quem você imagina.

Mesmo quando se percebe que aquela pessoa não passa de um sósia, a sensação de familiaridade pode persistir. Isso porque, lá no início, o arquivo do cérebro catalogou o rosto novo na mesma pasta que o rosto conhecido e a enviou assim para o sistema límbico – que já tinha um pacote de emoções pronto para ser aberto cada vez que aquela pasta aparecesse por lá. Depois que essa conexão é feita, desfazê-la demanda uma boa dose de informações inéditas sobre a pessoa nova, e só a convivência com tal pessoa fornece esse material. Ou seja, é uma questão de tempo. Até o engano ser desfeito, aquele sujeito parecido com o palhaço da segunda série vai continuar despertando em você a vontade de rir – seu cérebro não está nem aí para o fato de que ele é o tipo mais sisudo do departamento de RH da sua empresa.

Para azar do nosso amigo Mauricio, a semelhança de Aline com uma paixão antiga – e de nome parecido, ainda – prejudicou a memorização do nome da linda menina que ele acabara de conhecer.

Não foi só isso, verdade seja dita. Mauricio estava tão deslumbrado e entretido com a visão de Aline que não prestou muita atenção quando seu nome foi dito. Ao anotar o telefone da moça, escreveu apenas o número em um pedaço de papel.

Todo mundo comete esse tipo de descuido. É comum esquecermos o nome de pessoas às quais acabamos de ser apresentados, seja por falta de atenção, seja pela falta de criação de associações fortes no momento do encontro inicial, seja por uma combinação de ambos os fatores. Num primeiro momento, é mais fácil lembrar apenas da fisionomia do que da dupla fisionomia + nome. A memória associada simultaneamente à fisionomia e ao nome ocorrerá apenas se o seu cérebro entender que é importante guardar a informação, pois reconhece que ela será necessária no futuro.

Por seu lado, Aline teve o comportamento que se espera de qualquer pessoa numa situação assim. Não tolerou deixar de ser lembrada com exclusividade e carinho.

Ser chamado pelo nome tem a força do encantamento. A pessoa se sente especial, única, importante e integrada. Políticos, professores, vendedores e chefes, quando têm facilidade para lembrar o nome de cada pessoa que os rodeia, conseguem influenciar mais e melhor. As corporações sabem disso. Este é um dos motivos da existência de crachás com foto e nome. E também da política, adotada por muitas empresas, de exigir que esse crachá esteja visível o tempo todo, mesmo depois de o funcionário ter passado pela catraca. Os administradores sabem que, ao se dirigir a um trabalhador e chamá-lo pelo nome – espiado sorrateiramente do crachá pendurado no pescoço –, terão uma resposta muito mais positiva do que numa abordagem impessoal.

Você não vai mais passar pela experiência de Mauricio, agora que já entende a mecânica desse tipo de situação. Na verdade, Mauricio tinha um trunfo na mão para nunca esquecer o nome de Aline: poderia ter usado a associação com a ex-namorada Elaine a seu favor. Pena que ele não leu as neurodicas deste capítulo a tempo.

# NEURODICAS

- Atenção é tudo. Treine-se e policie-se para prestar atenção aos detalhes da ocasião em que uma pessoa nova lhe for apresentada. Não apenas a aparência dessa pessoa, mas sua voz, seu cheiro, algum adereço ou roupa peculiar, o amigo em comum que a introduziu ou mesmo a música que tocava durante essa apresentação. Esta é a matéria-prima das associações descritas a seguir.

- Faça associações com lugares ou eventos. O lugar onde você conheceu a pessoa é uma aposta óbvia, porém certeira. Isso facilita você se lembrar da circunstância em que foi apresentado ao indivíduo em questão. Por exemplo: conheci ANTÔNIO na festa do meu primo. A memória da nova pessoa fica vinculada a essa experiência: a festa na casa do meu primo.

- Lembre-se de imediato de pessoas que você já conhece com o mesmo nome. Claro que esse truque funciona melhor com gente que tem nomes pouco habituais, como Adamastor ou Lucrécia. Mas também dá certo se o novo conhecido tem um nome comum. Por exemplo: o nome do ANTÔNIO me fez lembrar o ator ANTÔNIO FAGUNDES. Mentalmente, coloco os dois na mesma "gaveta".

- Associe o nome com características físicas ou fisionômicas marcantes da pessoa. Por exemplo, se o ANTÔNIO tem bigode, procure reforçar na mente essa característica, como uma caricatura, para potencializar a memorização.

- Faça associações duplas, triplas ou múltiplas. Quanto maior o número de recursos de que você lança mão, mais forte será a fixação da memória. Por exemplo, combine a associação com pessoas previamente conhecidas e a associação das características físicas de ambos os sujeitos – o que acabou de ser apresentado e aquele que será usado como muleta mnemônica. Assim: o ANTÔNIO tem uma bela cabeleira grisalha, e o ANTÔNIO FAGUNDES, também. Pronto, você tem uma associação dupla – e duplamente eficaz.

- Não custa reforçar que, nos três casos acima, a associação precisa ser feita no momento em que a pessoa é apresentada a você. Deixar o tempo passar é deixar a memória escorrer entre os dedos.

- Durante a primeira conversa, repita o nome da pessoa pelo menos três vezes. Comece já na apresentação, o que cria uma empatia espetacular. Ao apertar a mão do ANTÔNIO, assegure-se de perguntar algo como: “Como vai, ANTÔNIO?”. Na história que introduz este capítulo, Mauricio deixou escapar o recurso ao responder apenas "tudo bem", quando Aline, muito esperta, o chamou pelo nome. Além de encantar o interlocutor, a repetição do nome favorece o aprendizado e a memorização.

- Dizer o nome da pessoa em voz alta é bom, mas escrevê-lo é melhor ainda. É como no caso do aluno metido a malandro que passa a véspera da prova escrevendo colas para esconder dentro do sapato: ele não percebe que, na verdade, está estudando a matéria e que não precisará recorrer às anotações durante a prova. Ao pegar o telefone de alguém que você acabou de conhecer, assegure-se de escrever o nome da pessoa ao lado do número. Se não puder fazer isso na hora, pegue o cartão de visitas dessa pessoa e passe a limpo na agenda assim que chegar em casa ou ao trabalho. Caso a pessoa lhe envie o contato por mensagem, não se esqueça de respondê-la – chamando-a pelo nome, é claro.

- Use as redes sociais a seu favor. Se o novo conhecido não tiver problemas com isso, adicione-o imediatamente à sua lista de amigos no Facebook, por exemplo. Quando ele publicar qualquer coisa a respeito de qualquer assunto, seu rosto e seu nome aparecerão na sua linha do tempo. Se houver algum tipo de interação direta entre vocês dois, a fixação da memória será ainda mais sólida.

# II. VENCENDO A TIMIDEZ

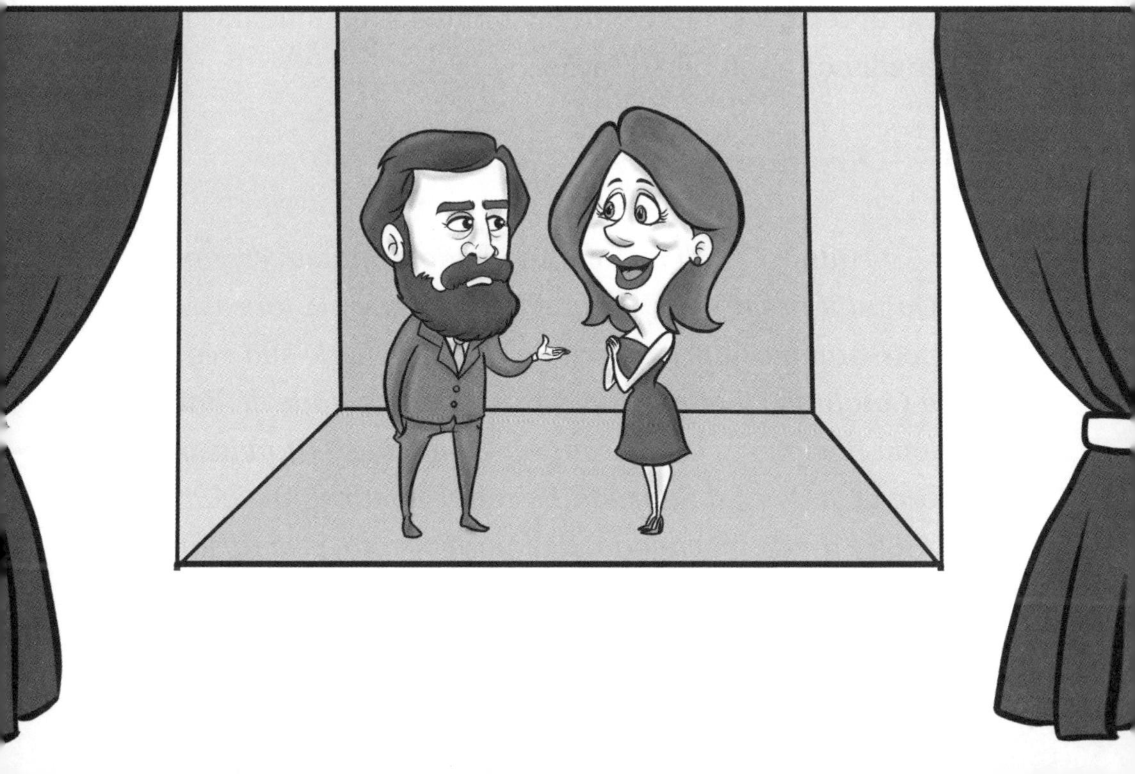

## Doutor, o que vou ler?

Falar, cantar, apresentar um projeto... Certas situações podem provocar em qualquer pessoa o medo de passar vexame. Em comum, essas ocasiões têm a exposição do indivíduo e envolvem o medo de fracassar diante de uma plateia. Essa plateia pode ser o público que lota um estádio, uma classe de colegiais, a mesa da diretoria da empresa ou simplesmente uma pessoa especial. Ironicamente, o temor se transfigura em paralisia e multiplica as chances de ocorrência daquilo que se queria evitar a qualquer custo: o fracasso, ainda que momentâneo e passageiro. A timidez e a vergonha podem auxiliar no ajuste de comportamentos, moldando a atitude das pessoas àquilo que é socialmente aceito, mas podem também limitar a comunicação e a felicidade. Neste capítulo, você vai aprender como controlar a timidez e aumentar com confiança o seu raio de ação.

### *Era uma vez...*

*Antoni Gaudí foi um renomado arquiteto espanhol. Ou talvez seja mais adequado dizer que ele foi catalão, pois Gaudí sempre aspirou a autonomia de sua região, a Catalunha, em relação à Espanha. A cidade de Barcelona abriga várias de suas obras geniais – a mais célebre de todas é a Sagrada Família, catedral iniciada em 1882 e ainda inacabada. Religioso devoto, vegetariano e celibatário, teve uma vida pontuada por episódios fasci-*

*nantes. Como profissional, desenvolveu um estilo inconfundível a partir de uma imaginação sem freios e sem limites. Depois de morto, foi enterrado dentro da obra-prima em andamento. Foi por essas e outras que uma peça sobre o mestre Gaudí foi escrita.*

*O teatro, desde a estreia da temporada, vivia sempre cheio. A fila dobrava o quarteirão – na verdade, essas eram pessoas sem ingresso que cobiçavam, com um fio de esperança, os lugares de quem ficara preso no trânsito. O espetáculo recebeu resenhas muito entusiasmadas nos jornais e nas revistas de cultura; a enorme procura por ingressos foi alvo de várias reportagens. Era a peça mais concorrida da cidade, e conseguir uma entrada tornou-se missão quase impossível. Mas Mauricio tinha seus contatos, e arranjou dois assentos na primeira fila com um cliente do escritório de engenharia. Mais que isso, tinha uma motivação forte o bastante para mover montanhas. Aquela era a cartada perfeita para desfazer a péssima impressão de um deslize feio que ele cometera com uma bela e doce aprendiz de arquiteta.*

*Mauricio levaria Aline para ver a peça sobre Gaudí e, se tudo caminhasse bem, emendaria um jantar romântico com ela. Mas antes era preciso convencê-la a sair com ele.*

*Depois que Aline desligou o telefone em sua cara, Mauricio passou alguns dias desnorteado – ainda não lhe havia "caído a ficha" de que ele chamara a moça de Elaine, nome de uma namoradinha da adolescência. Quem lhe avisou da gafe foi Joana, a amiga em comum que passou noites e madrugadas consolando a estudante ofendida por ele.*

*Mauricio ficou lívido, sem respiração. Estava morrendo de vergonha do que havia feito. Como assim, errar o nome da garota com quem havia passado a melhor noite de sua vida? Se fosse ele do outro lado da linha, Mauricio admitia, não perdoaria facilmente a moça. Mas ele precisava do perdão de Aline. Queria desesperadamente vê-la de novo.*

*Resolveu ligar para ela imediatamente. Não, melhor daqui a algumas horas. Agora ela provavelmente estaria na aula e não poderia atender. Mais tarde, quando já estava em casa, adiou novamente o telefonema. Pensou em voz alta:*

*– Se ela reconhecer o meu número, pode decidir não atender. Mas talvez ela não atenda porque não ouviu o toque. Nunca vou saber.*

*Mauricio mal dormiu naquela noite. No dia seguinte, decidiu usar o telefone do escritório, que não seria detectado pelo identificador de chamadas do celular de Aline. As palmas de suas mãos suavam. Sua garganta estava seca. Ele parecia um garoto de 14 anos com pavor de ser rejeitado pela menina mais bonita da classe.*

*Finalmente juntou forças e digitou o número. Depois de cinco toques (que na mente de Mauricio se prolongaram por cinco horas), uma voz familiar atendeu:*

*– Alô?*

*Mauricio permaneceu mudo. Estava paralisado, congelado, como se uma força sobrenatural o impedisse de falar. Aline tentava descobrir o que acontecia.*

*– Quem fala, por favor?*

*Ele simplesmente não conseguiu articular sons. Pôs o telefone no gancho e correu até o banheiro para lavar o rosto e se recompor do ataque de pânico.*

*Na semana que se seguiu, Mauricio adotou uma estratégia diferente. Por intermédio de Joana, descobriu o endereço de Aline. Mandou-lhe flores, bombons e uma comovente carta em que pedia desculpas. Adicionou a moça à lista de amigos no Facebook e começou a trocar mensagens com ela. No início, Aline parecia desconfiada. Aos poucos, ela baixou a guarda. Até que um dia, ela escreveu do nada: "Me liga?".*

*Foi mais ou menos nessa época que apareceram os ingressos para a peça sobre Gaudí. As conversas por telefone fluíam melhor do que ele esperava. Os dois passavam horas falando e dando risadas. Já estava na hora de marcar um encontro de verdade:*

*– E então, Aline, vamos ver aquela peça?*

*– Será? Não prefere tomar um chope?*

*Aline estava reticente porque sabia que o espetáculo era interativo – do tipo em que os atores puxam alguém da plateia e o iluminador os segue, dirigindo o canhão de luz e a atenção de todo o ambiente para o escolhido. Ela era uma pessoa muito reservada e não gostava de se expor tanto.*

*Mas a persistência do homem apaixonado venceu. Aline aceitou o convite sem saber de antemão que os ingressos eram para a primeira fila. Ao ver as poltronas, pensou que a chance de ser chamada a participar se aproximava de 100%. Ficou tensa, dura, rija. Quase quebrou as unhas, de tão forte que agarrava o braço da cadeira. Não conseguiu prestar atenção no enredo. Remoía um sentimento que bloqueava todas as outras sensações: passaria um vexame em cima daquele palco. Então seu temor se confirmou. O ator principal desceu do palco e se dirigiu a ela. Estendeu a mão e perguntou:*

*– A senhorita poderia me acompanhar?*

*Aline não conseguiu esboçar outra reação exceto acompanhar, como um autômato, o ator para cima do palco. Ele se voltou para a plateia:*

*– Então, fiquei sabendo de algo muito interessante sobre esta jovem encantadora...*

*Em sua cadeira, Mauricio encolheu-se e escondeu o rosto com a mão. Divertia-se com a situação e não via que Aline lhe dirigia um olhar fulminante. Algo entre um pedido de socorro e uma tentativa de assassinato. Ele havia armado aquela situação. O artista falava com Aline novamente:*

*– A senhorita será uma arquiteta como nosso querido Gaudí. É isso mesmo?*

*A moça respirava com dificuldade. Seu corpo tremia. Seu rosto ficou quente e vermelho, e a boca secou. Não tinha para onde fugir. Era melhor tentar entrar na brincadeira.*

*– Sim. Vou me formar daqui a dois anos.*

*– Muito bem! Ninguém melhor do que você para responder uma questão antes de continuarmos. Aline, como se chama o arquiteto brasileiro que projetou alguns dos mais famosos prédios da nossa capital?*

*O chão parecia ter aberto sob seus pés. Branco total. Aline se lembrava de Brasília, do desenho sinuoso de seus prédios, mas o nome de Oscar Niemeyer havia-lhe fugido completamente. "Que vergonha!", pensou. "Sou estudante de arquitetura e não sei responder uma pergunta tão fácil." Toda a plateia olhava-a fixamente. Alguns não conseguiam conter a risada. O rosto de Mauricio derreteu: ele percebeu que o tiro havia saído pela culatra. O tempo parecia não passar.*

*Percebendo o embaraço da moça, o ator disfarçou bem. Aproximou-se de Aline com a mão no ouvido, como se estivesse preparado para escutar uma confidência. Depois se voltou para a audiência e disse:*

*– Isso mesmo querida, Oscar Niemeyer!*

*Aline se sentou. Pegou na mão de Mauricio e ficou estática durante toda a apresentação, rezando para não ser chamada novamente.*

*O jantar, é claro, ficou para outra ocasião. Aline disse que estava com dor de cabeça – o que não era mentira – e pediu para Mauricio levá-la direto para casa. Ele, sabiamente, obedeceu sem argumentar.*

## Então, fala doutor!

Na história que você acabou de ler, tanto Mauricio quanto Aline passaram por situações embaraçosas. Vergonhosas. Vexaminosas. Mauricio se viu obrigado a enfrentar uma pessoa que ele prezava muito – Aline – e que ele havia magoado. Tinha um medo enorme de rejeição, que o paralisou diante do telefone cada vez que pensava em ligar para desfazer a gafe. Já Aline, uma pessoa reservada, viu-se obrigada a se expor publicamente. Antever a situação não lhe ajudou em nada, pelo contrário: agravou o processo que resultou em uma pane mental e a fez esquecer a resposta de uma pergunta simples.

Ambos foram imobilizados pela timidez. Ficaram incapacitados temporariamente de interagir de maneira adequada com outras pessoas. No campo da linguagem, a timidez se manifesta na expressão verbal (gagueira, discurso sem sentido ou até a perda da fala) e na reação corporal (desvio de olhar, rubor facial, movimentação desastrada). Todo mundo tem seus momentos de timidez, de acanhamento, de recato.

Até os bebês que ainda não aprenderam a falar.

Já foi demonstrado que, antes de completar o primeiro ano de vida, muitas crianças passam a reagir de forma recatada ao contato com pessoas adultas estranhas ao seu convívio. Isso se chama acanhamento infantil. É diferente da timidez autoconsciente que pode aparecer mais tarde – quando a criança chega aos 5 anos de idade. Um grupo de cientistas japoneses publicou, em 2013, um estudo em que monitorou os movimentos oculares de um grupo de bebês para identificar padrões de comportamento nas crianças tímidas. O experimento chegou à conclusão de que, nessa idade (o terceiro quadrimestre de vida), os indivíduos acanhados apresentam um conflito de atitude. Ao mesmo tempo que evitaram os estranhos, demonstraram curiosidade e vontade de se aproximar deles. Quanto aos olhos, o resultado foi surpreendente: ao contrário do que se possa imaginar, as crianças tímidas tenderam a fitar o interlocutor fixamente nos olhos. O contato visual foi muito mais intenso do que o observado nos bebês extrovertidos.

À medida que cresce, o ser humano passa a ser exposto a um sem-número de situações embaraçosas. Ainda na infância, a pessoa se vê obrigada a lidar com broncas em voz alta, por exemplo. Ou com a censura por querer usar uma roupa que foge aos padrões de vestimenta dos adultos. Ou ainda por seus modos à mesa: comer de boca aberta, fazer barulho ao mastigar, deixar um rastro de sujeira ao redor do prato... Isso apenas para citar alguns casos muito comuns.

Com o desenvolvimento do cérebro e a experiência adquirida com o convívio com adultos e outras crianças, o indivíduo passa a se censurar. Começa a policiar o próprio comportamento e busca evitar atitudes que não fizeram sucesso no seu círculo de convivência. O objetivo dessa autocensura é óbvio: ser aceito socialmente. Isso não é nada ruim. É uma forma inteligente de melhorar o relacionamento social. Sem esse mecanismo, cada um faria o que bem entendesse. Não haveria padrões comuns de comportamento. E definir tais padrões – como o veto ao homicídio e ao estupro, para ficar em dois exemplos bastante significativos – é o que nos permitiu a construção de uma sociedade organizada. Mas voltemos aos jovens.

Na segunda década de vida, chega a tal adolescência. É uma fase complicada, realmente muito difícil. Nessa idade, a pessoa embarca na busca do autoconhecimento e do reconhecimento social. Submete-se então a um doloroso processo de questionamento da autoimagem. O jovem passa a entender que, ao mudar a forma de se expor, o mundo o reconhece de forma diferente. Assim, ousa e experimenta. Decide testar diversos estilos de roupa, de música e até mesmo o perfil das pessoas com quem anda. A garota ou o rapaz prova altas doses de desapontamento e de rejeição até finalmente se adequar e identificar o estilo pessoal.

Quando chega a fase adulta, a pessoa já entende o que é reputação – a imagem que os outros indivíduos têm dela. Ela comporta-se de modo a zelar por essa reputação. Em diferentes graus, é claro: o valor que uma pessoa atribui à opinião alheia varia muito. Se ele é muito alto, podem surgir a vergonha, a timidez e a inibição. Elas se manifestam como consequência do medo de ser julgado e ridicularizado.

Até aqui, estamos falando de comportamentos absolutamente normais. Timidez é uma característica pessoal. Não há nada errado em ser introspectivo. Ser extrovertido, aberto e expansivo é o outro lado da moeda.

Há casos, porém, em que a dificuldade de interação social deve ser olhada com mais cautela. Quando o medo de falar em público causa angústia, ansiedade e sofrimento constantes, um problema está instalado. Ele chama-se fobia social. Para lidar com esse distúrbio, a psicoterapia e os remédios (prescritos por um psiquiatra, obviamente) são o melhor caminho.

Ocorre que nem Aline nem Mauricio têm fobia social. Também não são considerados, por seus amigos, como pessoas particularmente tímidas. Mas foram expostos a situações especiais e tensas para qualquer pessoa. Está para nascer uma pessoa que nunca tenha "travado" em ocasiões embaraçosas. Aposto que já aconteceu com você.

São experiências muito marcantes. Dependendo de sua intensidade, basta recordar a situação para reviver as sensações – de forma bem mais branda, é claro. O rosto esquenta e fica vermelho, as mãos e as pernas tremem, a boca fica seca, o coração bate mais forte, a respiração se torna curta e acelerada. A voz fica insegura. A gagueira pode aparecer. Em casos extremos, a capacidade de falar pode desaparecer por completo.

O mais perverso dessa pane é que ela ocorre justamente quando a atitude inversa é tudo o que se espera de você. Você deveria falar, mas se cala; deveria dançar, mas congela como uma estátua; deveria atacar, mas bate em retirada. O pensamento racional, ainda que embaçado pela enxurrada química dessa tempestade emocional, sabe que está tudo errado. Ele diz para você fazer o contrário, só que o corpo não obedece. Simplesmente não é possível.

Isso porque o cérebro interpreta a situação como uma circunstância perigosa. O que ocorre é um pico repentino de estresse. Mais adrenalina na circulação sanguínea. Menos capacidade para executar as coisas com calma. E o resultado é um desempenho muito inferior àquele que seria possível em condições normais. Que pena!

Esse descontrole das próprias funções motoras e/ou de linguagem surge quando o indivíduo é submetido ao julgamento alheio. Quando uma ou mais pessoas têm o poder de aprovar ou reprovar o seu desempenho. Pode ser um concerto, um recital, uma prova oral, uma entrevista de emprego, um pedido de namoro ou um pedido de perdão. Exposta ao estresse, a pessoa se sente nua e impotente. Exatamente como no sonho – recorrente para muitas pessoas – em que você sai de casa sem roupa e só percebe o esquecimento ao chegar à escola ou ao trabalho.

Mauricio temia muito a reprovação de Aline. Pensava muito na possibilidade de ser rejeitado por ela e exagerava as possíveis reações negativas da moça. Enquanto olhava o telefone, exercitava a mente com fantasias em que ela o humilhava. Seu sistema límbico interpretava essa humilhação imaginária como uma ameaça verdadeira – e ordenava a injeção de adrenalina para que Mauricio pudesse fugir dali o mais rápido possível. Como consequência dessa inundação hormonal, o rapaz teve algumas habilidades mais sofisticadas – a fala, em especial – prejudicadas momentaneamente. Ele era um computador que sofrera uma pane e funcionava em modo de segurança.

Mais tarde, ele reverteu a situação desfavorável com um recurso muito sagaz: trocou o telefone pelo teclado do computador. A linguagem escrita é o refúgio favorito dos tímidos. Ao escrever, a pessoa dispõe de tempo quase ilimitado para compor seu discurso, descartando-o e refazendo-o até que ele tome a forma que o escritor julga ideal. Quem escreve também é poupado de ver ou ouvir a reação imediata de quem lê. Essa invisibilidade tem um lado sórdido: é ela a razão por que muita gente, comedida e cordial nas relações pessoais, escreve coisas agressivas e grosseiras nas redes sociais ou em comentários de notícias na internet.

Não é o caso de Mauricio: ele calculou precisamente as palavras mais gentis possíveis, tanto que recuperou as chances que pareciam perdidas. Ao convidar Aline para sair, entretanto, ele não captou (ou subestimou) alguns sinais claros de que ela não estava confortável com a possibilidade de participar de uma peça de teatro interativa.

Deu no que deu: Aline sofreu um "branco". Ou seja, ela sabia a resposta certa, mas também foi vítima do mesmo "fogo amigo" que emudeceu Mauricio ao telefone. O cérebro da moça interpretou a situação como um perigo crítico e preparou o corpo para brigar ou correr. Imagine uma cidade em guerra: sob intervenção militar, bibliotecas e teatros são convertidos em depósitos de armas, munição, água e alimento. Na cabeça de Aline ocorreu algo parecido. Decretada a emergência, o acesso a algo tão supérfluo quanto a memória de longo prazo foi temporariamente interrompido. O nome do arquiteto Oscar Niemeyer, que ela bem sabia, não veio à mente no momento necessário. Por sorte, sua sobrevivência não dependia da resposta certa.

Mauricio e Aline saíram sem arranhões de seus apagões mentais, porém a timidez – não estamos falando de fobia social, muito mais grave – pode trazer prejuízos à vida das pessoas. Por isso é importante mantê-la sob controle.

Vivemos uma época muito acelerada, em que a manchete do jornal de hoje embrulha o peixe fresco de amanhã. Depois de amanhã, veja só, o jornal já foi substituído por um site de notícias. Infelizmente, as segundas chances estão cada vez mais raras. Vou dar um exemplo. Numa reunião anual de trabalho com a diretoria de sua empresa, o presidente lhe pede a opinião sobre um projeto estratégico. É uma oportunidade única para dizer a ele algo imensamente mais importante que o habitual "bom-dia" no elevador. Você diverge de seu superior imediato, sentado ao seu lado. Sua visão está em consonância quase total com a do presidente – só que, como vocês nunca conversam sobre assuntos de relevância, nenhum dos dois sabe disso. Se a timidez atrapalhar, é bem possível que você evite falar o que pensa para não entrar em conflito com o chefe na cadeira ao lado. Vai se empenhar em passar a palavra rapidamente, dizendo alguma generalidade evasiva. Você terá deixado escapar uma preciosa chance de desenvolvimento profissional.

Para domar a timidez, primeiro entenda o que se passa consigo mesmo. Leia com calma as cinco perguntas abaixo. Imagine situações ou recorde ocasiões reais. Pense bem, sem pressa, e responda sim ou não:

1. Você sente desconforto quando falam seu nome em público?
2. Você sente ansiedade quando tem que falar para muitas pessoas?

3. Você evita falar ao telefone na frente de outras pessoas?
4. Você desvia o olhar numa conversa?
5. Você evita discordar das pessoas?

Se pelo menos três das respostas foram "sim", você apresenta características que sugerem timidez. Não é caso de alarme: mesmo pessoas muito sociáveis podem apresentar certo nível de ansiedade e de nervosismo quando expostas a algumas situações.

Geralmente, as pessoas tímidas sabem que são tímidas. Mas a timidez dificilmente vem sozinha: muitas vezes ela está associada a uma certa dose de insegurança e até mesmo à baixa autoestima. Confrontar as situações que causam desconforto é o método mais óbvio – um remédio amargo, porém extremamente eficaz – de amansar essas feras. Foi o que fez um grupo de pesquisadores de Illinois, nos Estados Unidos, com 60 pacientes portadores de fobia social. Com a aplicação diária de duas horas de terapia de exposição – cada participante era incentivado a superar suas próprias fobias –, o estudo demonstrou que controlar a mentalidade tímida favorece o tratamento desses pacientes. Esse autoentendimento é importante para melhorar o desempenho social e reduzir a ansiedade.

Se você se incomoda com a própria timidez, comece a dominá-la seguindo as neurodicas a seguir.

## NEURODICAS

- Pode parecer contraditório, mas uma característica frequente das pessoas tímidas é imaginarem-se muito mais especiais do que são. Esses indivíduos acreditam que ELES possuem características únicas e imutáveis que os desabilitam para o convívio social saudável. Consciente ou não, esse pensamento é uma forma de se acomodar, de evitar atitudes que possam resultar em mudanças.

- Se você se identificou com o parágrafo acima, tente enxergar o mundo de uma perspectiva mais ampla. Entenda que todas as pessoas vivem sujeitas às mesmas regras físicas e biológicas no mundo. Estamos sujeitos à lei da gravidade: se você tropeça, é no chão que cairá. Mas isso acontece não apenas com você, mas com todas as pessoas. Temos fome, sono, vontade de fazer sexo e ir ao banheiro. E todos nós temos vergonha de algumas situações também. Isso é normal e saudável.

- Ter a consciência de que muitos milhões de pessoas passam pelas mesmas situações que você ajuda a enxergar o dragão da timidez em suas verdadeiras dimensões – mais parecidas com as de uma lagartixa, na maioria das vezes.

- Para ajudar nessa tarefa, sugiro um exercício bem simples. Classifique como introvertidas ou extrovertidas algumas pessoas de sua convivência. Depois, acompanhe e analise o comportamento dos extrovertidos. Você vai perceber que mesmo as pessoas mais desinibidas, em certas situações, também são tímidas.

- Encarar a fera é a única maneira de verificar que ela é mansa e desdentada. Identifique algumas situações que causam timidez em você. Depois, provoque voluntariamente essas situações, por pelo menos três vezes cada. Comece pela que lhe causa menos desconforto e vá aumentando a ousadia da experiência cada vez que a repetir. Controle seu desempenho e ensine seu cérebro como você quer lidar com essa situação daqui para frente.

- Assim, se você tem problemas para falar em inglês ao telefone, primeiro escolha um restaurante aleatório nos Estados Unidos e ligue para fazer perguntas sobre o cardápio, sempre tendo em mente que o interlocutor é um completo estranho que não tem nenhuma ideia preconcebida sobre você (além de ser alguém que você nunca encontrará pessoalmente).

- Depois repita a brincadeira com alguém que você conhece – por exemplo, um amigo inglês com quem você não fala há anos. Você verá que a pessoa do outro lado da linha vai demonstrar muito mais do que compreensão com os seus eventuais deslizes de linguagem. É quase certo que ela estará encantada por sua lembrança. Quando estiver plenamente confortável com essas conversas, você provavelmente estará preparado para conversar sobre trabalho com os executivos na matriz norte-americana.

- Ter aulas de teatro é um caminho interessante para aprender a domar a timidez. Primeiro, porque é uma forma metódica de colocar em prática a neurodica número 2 – afinal, a formação de atores e atrizes envolve exercícios que visam justamente eliminar a inibição. Segundo, porque todos, colegas e professores, são pessoas que se expõem e, portanto, estão com a guarda baixa para a exposição alheia (só pensar nisso já vai ajudar a não criar situações imaginárias de humilhação e vexame). Terceiro, porque trata-se de um ambiente que muitas pessoas frequentam para superar os mesmos desafios que você. Elas certamente vão compartilhar seus medos, sucessos e fracassos. E isso vai ajudar você a entender melhor aquilo que está explicado na neurodica número 1.

# III. PLANEJAR É CONTROLAR O FUTURO

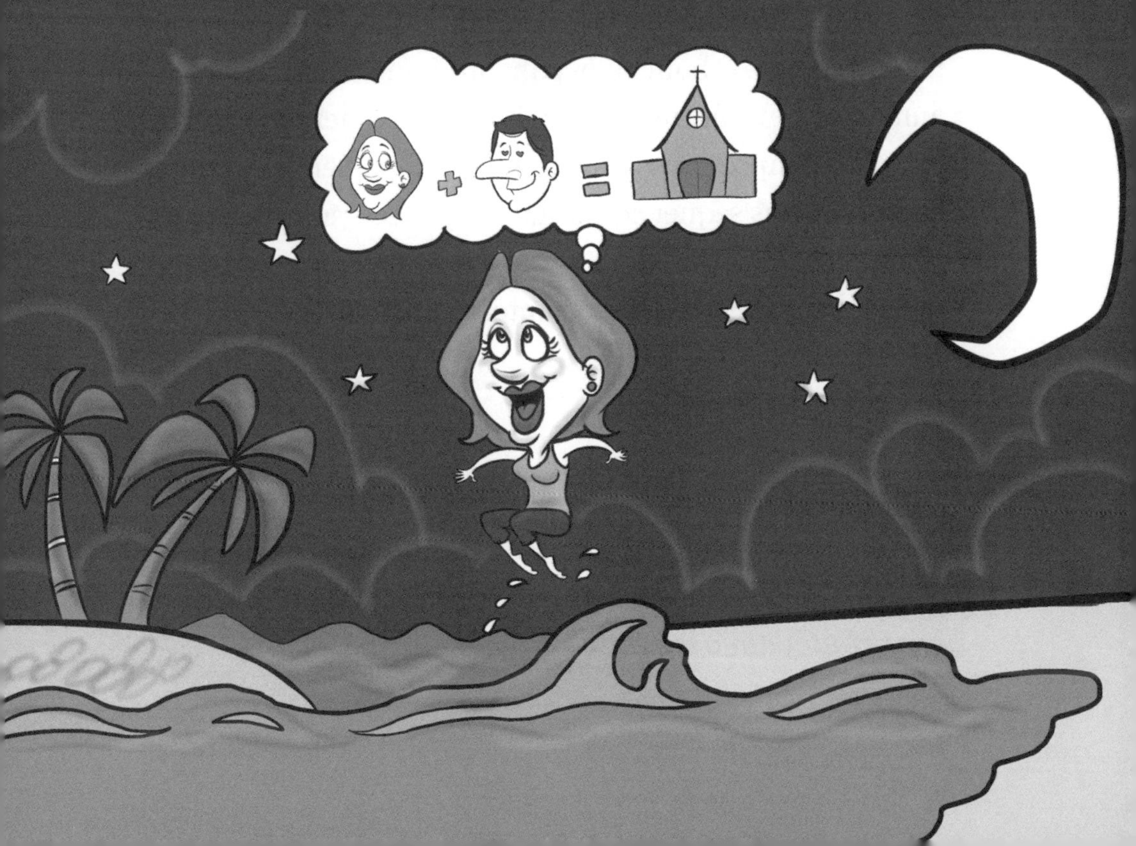

## Doutor, o que vou ler?

Diferentemente dos outros animais, o homem tem a capacidade de aprender muitas coisas, armazenar conhecimento e transmitir esse aprendizado para outras pessoas. Uma pessoa do século XXI dispõe de um repertório formidável de informações que remonta à origem de nossa espécie e foi passado de geração em geração – sempre revisado e atualizado por novas descobertas. A realização de tarefas complexas envolve tanto o acesso a esse material quanto a assimilação de novas ideias e conceitos. Em ocasiões assim, a parte anterior do nosso cérebro, mais precisamente os lobos frontais e suas conexões neurais, funcionam a todo vapor. Quanto maior a complexidade da tarefa, mais ela exige tempo e planejamento – pense, por exemplo, em aprender a tocar um instrumento ou a montar uma microempresa a partir do nada. O bom planejamento é um fator crucial para aumentar a eficiência do trabalho e, consequentemente, diminuir o tempo necessário para finalizá-lo. Sem ele, muitas grandes ideias sequer começam a ser executadas. Neste capítulo, você vai aprender a se organizar melhor, estabelecer metas e, o que é mais importante, alcançá-las.

### *Era uma vez...*

*"Cinco, quatro, três, dois, um! Feliz Ano-Novo!"*

*Fogos coloridos e barulhentos cobriam o céu sobre a praia. Pessoas se abraçavam, casais se beijavam, amigos brindavam a entrada de mais um ano.*

*Aline, em um belo vestido branco de algodão, foi correndo em direção ao mar. Ela nunca deixaria de pular as sete ondas à meia-noite do dia 1º de janeiro. É um ritual que ela repete todos os anos em que vai à praia. Mas este réveillon era diferente. A novidade era a presença de Mauricio em sua vida, compartilhando o momento tão especial. Havia exatamente um ano, ela conhecera o jovem engenheiro em uma festa na casa da amiga Joana. O namoro demorou a engatar por causa de alguns desencontros e trapalhadas, mas engatou. E como! Aline e Mauricio não se desgrudam desde a noite em que ele, em vez de levá-la a uma peça de teatro de vanguarda, teve a sensatez de fazer a corte tradicional: comédia romântica no cinema, seguida de jantar em um restaurante francês, seguido de um beijo apaixonado quando ele a levou para casa. Agora, um ano depois, os namorados começavam a pensar em construir uma vida juntos.*

*O rapaz observava extasiado a amada. Ela pegou a rosa branca que trazia nos cabelos e a beijou antes de lançá-la ao mar. Mauricio, em transe, ficou encantado. Espantava-lhe a concentração com que Aline completava o ritual. Ele sentou na areia e esperou, sorrindo como bobo.*

*Enquanto voltavam para a casa da família dela – a ceia estava posta na mesa –, a conversa do casal foi muito animada. Mauricio queria entender o que se passava na cabeça de Aline enquanto ela olhava os fogos, pulava ondas e fazia gestos estranhos. Aline tentou explicar:*

*– Todo réveillon eu paro para pensar na vida. Reflito sobre o que se passou no ano anterior e faço os pedidos para o próximo. Um para cada onda...*

*Ele a interrompeu com uma provocação:*

*– Mas... e no ano passado? Estávamos os dois na casa da Joana. O mar estava muito longe.*

*– Não é assim, bobo. O ritual no mar me ajuda a ficar concentrada, a me sentir em paz. Mas não preciso dele. Faço os pedidos todos os anos, esteja em Fernando de Noronha ou em Nova York.*

*Ele riu:*

*– Um dos pedidos foi passar o próximo réveillon em um desses lugares?*

*Ela mordeu o lábio inferior e ruborizou. Havia sido pega no pulo. Mauricio prosseguiu com sua investigação. Ele tem uma forma muito racional de pensar. Aplica os princípios matemáticos da engenharia até na vida pessoal. Naturalmente, a próxima pergunta veio cheia de números:*

*– Me diga uma coisa, querida. Dos sete sonhos que você tinha no réveillon passado, quantos se realizaram? Três? Cinco? Seis? Nenhum?*

*O rosto de Aline ficou mais vermelho. Ela olhou timidamente para Mauricio e pegou em sua mão:*

*– Bem, um pedido certamente se realizou...*

*Mauricio também ficou um pouco encabulado. Aline prosseguiu:*

*– ... Mas preciso confessar que não sei do resto. Nem lembro direito o que pedi no ano passado. Mas é*

*tão gostoso acreditar que eu sempre posso sonhar neste dia, mesmo que não aconteça.*

*Mauricio respirou fundo, olhou para o céu e começou a rir sozinho. Depois voltou-se para a namorada e falou com muita paixão e carinho:*

*– Menina... Se você não se organizar, nada vai acontecer mesmo. Quando você faz um projeto de arquitetura, coloca tudo no papel, certo? O objetivo é transformar suas ideias numa obra concreta. Uma casa, um prédio, uma cidade. Com os sonhos e as metas é a mesma coisa. Escreva, desenhe o caminho, detalhe o plano e faça um controle periódico dos seus progressos no decorrer do ano.*

*De início, Aline ficou um pouco chateada com o namorado. Seu discurso racional havia desfeito a mágica em que ela gostava de acreditar. Enquanto observava os últimos fogos iluminando o céu, pensou melhor e deu-se conta de que Mauricio tinha razão: melhores são os sonhos que podem se tornar realidade. Ficou surpresa com a revelação e disse bem baixinho para si mesma:*

*– Como eu nunca pensei assim antes?*

## Então fala, doutor!

Livre-arbítrio é a capacidade que uma pessoa tem de tomar decisões por conta própria. As consequências dessas decisões são como os frutos de uma árvore: podem ser boas ou não.

Mas o acaso existe. E, muitas vezes, os frutos que você colhe não são necessariamente consequência das sementes que você plantou.

Digamos que você vai fazer uma prova dificílima. Pode ser o vestibular da faculdade mais conceituada do país ou um concurso público muito concorrido. Você se empenhou 100%. Inscreveu-se em um curso preparatório, leu com atenção os livros indicados e participou de grupos de estudo aos sábados e domingos. Na semana final, tinha toda a matéria na ponta da língua. Se apenas o livre-arbítrio estivesse em ação, a aprovação seria certa. Só que o acaso, o imprevisível, o imponderável entra em cena quando menos se espera – o que é óbvio, senão ele não seria o acaso.

Por acaso, na véspera do exame você comeu algo que não estava exatamente fresco. Você não sabe se foi o peixe, a maionese ou alguma verdura mal lavada da salada. E na verdade isso não importa. O que importa é que você passou mal a noite toda e conseguiu dormir apenas uma hora ou duas, quando o sol já havia nascido. Perto da hora da prova, decidiu que estava bem o bastante para sair de casa e fazer o que precisava ser feito. Quando a folha das questões foi colocada à sua frente, você mal era capaz de entender o que estava escrito no papel. A cabeça doía, o estômago latejava e a mão direita, que segurava o lápis, tremia. Você respondeu as questões do melhor jeito que pôde, mas, infelizmente, não foi aprovado. O acaso atropelou o livre-arbítrio. Isso, claro, se existir o tal livre-arbítrio.

Pode parecer loucura, mas existe um debate seriíssimo sobre a existência ou não do livre-arbítrio. É uma discussão longa e cansativa, e que permeia os campos filosófico e científico. Tanto os filósofos quanto os cientistas sabem que é nula a chance de alguém surgir com uma resposta definitiva para esse dilema, mas não é isso que se busca. O debate em si é enriquecedor, traz novas ideias, ilumina mentes.

O principal argumento a favor do livre-arbítrio é muito fácil de compreender: você tem uma consciência soberana que toma decisões e, portanto, modifica os acontecimentos do futuro. Já o entendimento da retórica determinista requer certa dose de abstração, especialmente se formos entrar nos misteriosos domínios da física moderna. Desde que Einstein rompeu com os paradigmas newtonianos, o tempo deixou de ser reverenciado como uma medida absoluta. Nenhum pesquisador sério crê que alguém possa viajar no tempo em um carro modificado – como no filme *De Volta para o Futuro* –, porém não é nenhuma piada a noção de que a ação de várias épocas se desenrola simultaneamente em realidades paralelas. Então, se o futuro já existe, ele está determinado. Adeus, livre-arbítrio. A fraqueza dessa teoria é a total impossibilidade, pelo menos com as ferramentas disponíveis hoje em dia, de testá-la na prática.

A neurociência também tem alguns bons argumentos para sustentar que o livre-arbítrio não existe. Publicado em 2013, um trabalho multidisciplinar de três intelectuais belgas (dois neurocientistas e um filósofo) propõe, em linhas gerais, que o cérebro é capaz de prever com alguma exatidão o futuro imediato – coisa de segundos depois do momento presente. Tome como exemplo uma raposa caçando um coelho: ao analisar a movimentação da presa, o predador é capaz de antever se, no instante seguinte, ela irá saltar para a direita, saltar para a esquerda ou se esconder em um buraco no chão.

No cérebro humano o processo decisório ocorre de forma semelhante, embora se trate de um sistema muito mais complexo – como foi dito no início deste capítulo, somos equipados com um banco de dados repleto de conhecimentos individuais, coletivos e ancestrais. Essa memória é continuamente acessada e analisada de forma inconsciente para definir nossos próximos movimentos. Vejamos uma situação que lembra o caso da raposa e do coelho. Se você dirige um carro, já deve ter passado por isto: alguns metros adiante, na faixa ao lado, há outro carro que não emite nenhum sinal evidente de que vá mudar de trajetória. Mas você tem a certeza de que o motorista daquele carro pretende passar para a faixa em que você está. Por prudência, você reduz a velocidade e, bingo!, o outro carro sinaliza a mudança de faixa para entrar na sua frente.

Como o cérebro do motorista foi capaz de prever o que o outro faria? Ele processou informações captadas pela visão, como o ângulo do veículo em relação à faixa de rolamento e sua variação de velocidade. Comparou esses dados com informações do banco de dados e verificou que, em ocasiões anteriores, essa "postura corporal" do carro antecedeu uma mudança de pista. Logo, preparou o corpo para reagir àquilo que viria a acontecer de fato segundos mais tarde.

É claro que essa futurologia cerebral não é à prova de falhas. No que diz respeito ao livre-arbítrio, porém, isso importa muito pouco. O mais relevante é o fato de que o cérebro não trabalha, sequer no nível mais automático, com um futuro de probabilidades abertas e ilimitadas. Se Deus joga dados, os dados estão viciados. E isso compromete o conceito de livre-arbítrio.

Então não vale a pena se esforçar para realizar um sonho? É claro que vale!

A ciência não pode ter a arrogância de tomar para si a palavra final neste assunto. De seu lado, a crença popular e muitas religiões – do cristianismo ao budismo – insistem que cada pessoa toma suas decisões de forma totalmente livre e independente, mas arca com as consequências de seus atos. Assim, as desgraças são castigos de coisas ruins que o homem fez nesta vida. E, se não nesta vida, o fez em uma encarnação anterior. Encarnação cuja existência nunca poderá ser provada. Carma e reencarnação são dogmas de fé, não são conceitos verificáveis.

Ampliando a perspectiva para além das visões particulares da ciência, da filosofia e da religião, pode-se entender o livre-arbítrio e o acaso como duas faces de uma mesma moeda. Ou seja, ambas as coisas existem ao mesmo tempo, e ambas estão certas.

Se o acaso favorece a realização de um sonho, costumamos atribuir o sucesso ao destino. Quando o sonho se cumpre por força das atitudes, do trabalho, da tomada correta de decisões, interpretamos sua realização como o poder do livre-arbítrio. Mas o acaso e o mérito sempre andam juntos. Ao entender que as duas coisas existem sempre, ampliamos nossas chances de sucesso. E, quando o acaso tem significado, ele passa a ser chamado de sincronicidade.

Acreditar cegamente na existência de um futuro "escrito nas estrelas" serve somente para enlouquecer uma pessoa e acomodá-la aos "fatos da vida", tornando-a um indivíduo passivo e inoperante. Vamos dar uma passadinha na praia em que Aline e Mauricio estiveram celebrando o réveillon. O Ano-Novo é uma ocasião em que muitas pessoas depositam suas esperanças de renovação. Afinal, é um novo ciclo, uma fase recém-começada. Só que existem dois tipos de votos de Ano-Novo.

No tipo mais fácil, a pessoa pode pedir a alguma divindade para ganhar na Mega-Sena. Essa é uma fantasia inútil em qualquer hipótese. Se o futuro está determinado, essa pessoa vai ganhar na loteria – ou não vai, muito mais provavelmente – independentemente do tamanho de sua fé. Se o livre-arbítrio constrói o futuro, não há esforço possível que aumente as chances de alguém tirar a sorte grande na loteria. Mas existem os pedidos, ou resoluções de Ano-Novo, que passam longe da imaginação infrutífera. Quando alguém se propõe a emagrecer, a parar de fumar, a conseguir um emprego melhor ou uma casa melhor, pode e deve traçar um plano para atingir esses objetivos – sempre tendo em mente que o acaso vai fazer com que as coisas não ocorram exatamente como foram planejadas.

Quando metas claras são estabelecidas, os lobos frontais trabalham a nosso favor. Nessa região do cérebro o raciocínio, o planejamento e as funções executivas são estruturados e realizados. Com a experiência, adquirida por tentativas e erros – próprios ou dos outros –, podemos suspeitar, com uma boa margem de acerto, o que acontece quando uma decisão é feita. É assim que usamos, em vantagem própria, a capacidade que o cérebro tem de antever o futuro imediato. O motorista que prevê a entrada do outro em sua frente na estrada sempre pode optar por: a) dar passagem e permitir que cada um siga com a sua vida, ou b) acelerar para defender "seu espaço" e colocar algumas vidas em risco. A escolha é dele, disso não há dúvida.

Ao sugerir que Aline trace estratégias para realizar seus sonhos, Mauricio está coberto de razão. Para auxiliar o cérebro a efetuar tarefas complexas, não há nada melhor do que documentar, escrever e planejar no papel. A lembrança periódica dos planos ajuda a monitorar resultados, adaptá-los ou até mesmo descartá-los. A ideia é aumentar as chances de se conseguir o que se quer. Usar o cérebro a seu favor, sem virar um escravo dos desejos.

O pensamento é lógico. O futuro depende do livre-arbítrio e do acaso. Portanto, interfira de forma racional e contínua no que é possível. Interfira no planejamento da ação e na sua execução a longo prazo. Controle sua reação frente às surpresas que o acaso oferecer. Ele sempre vai oferecer alguma surpresa, nisso você pode acreditar.

Vamos a mais um exemplo: você sempre teve dificuldade para dançar. Não consegue acompanhar o ritmo da música e sempre pisa no pé da parceira. Como consequência, sua vida social ficou seriamente prejudicada, pois seu grupo de amigos começou a sair todos os fins de semana justamente para... dançar. Você não quer ficar para trás. Então pare, pense e trace suas estratégias. Elas podem ser: matricular-se numa academia especializada em danças de salão; assistir a vídeos de aulas de dança; deixar a vergonha de lado e sair toda semana com os amigos até aprender na marra; ler livros de dança e tentar reproduzir os movimentos descritos; ou pedir para que um amigo ensine você.

De acordo com seus recursos financeiros, o tempo disponível e sua rede de contatos sociais, você escolhe qual ou quais serão as melhores estratégias. Isso se chama planejamento.

A mudança de comportamento e o hábito de realizar por muitos meses esse "treinamento" que você mesmo criou vão lhe proporcionar a habilidade de dançar. Não será uma tarefa fácil: por isso, reler de quando em quando o plano ajuda a permanecer no caminho certo. Anote os avanços periodicamente. Assim, quando a força de vontade der sinais de fraqueza, você perceberá seus progressos. Verá que, embora o objetivo final ainda esteja um pouco distante, você já se afastou um bocado do estágio inicial.

Agora, vamos supor que você foi convidado para dançar no baile de formatura da sua prima. Como já treinou muito, você tem segurança para aceitar. O que antes era um desafio impossível, transformou-se em oportunidade de diversão e exibição do seu novo talento. Porém, um pouco antes do baile, você cai e quebra uma das pernas. O médico veta qualquer atividade física por seis meses, e isso inclui a dança. O que fazer? O acidente veio sem ser chamado. Atrapalhou você bem na sua primeira performance. Foi o acaso.

Só que o acaso não é uma prisão. Aí entra em jogo o autocontrole, a habilidade de reagir bem frente às adversidades. Se você quebrou a perna, fica deprimido em casa ou vai ao baile assim mesmo, em uma cadeira de rodas? Você escolhe quando e por que vai desistir. Sugiro que não desista tão fácil. Se o ortopedista liberar, vá à festa de sua prima, mesmo que seja para cumprimentá-la e voltar mais cedo. Afinal, o objetivo inicial era aprender a dançar para poder interagir socialmente – o baile entrou em cena mais tarde, também foi obra do acaso. Dançar não é possível, porém a interação social é. Cumpra sua meta, mesmo que parcialmente.

Quando você atinge uma meta de longo prazo, o circuito cerebral do prazer pode ser acionado. É o mesmo circuito envolvido na experiência de tomar um sorvete bem gostoso num dia de calor, ou no indivíduo que joga compulsivamente – o sistema mesolímbico dopaminérgico. A moral da história é: sonhar pode ser gostoso, mas realizar os sonhos de forma planejada é muito melhor!

## NEURODICAS

- Tenha uma caderneta sempre por perto. Crie o hábito de anotar nela todas as ideias "geniais" que você tiver: um negócio inovador, um projeto profissional, um lembrete para você corrigir algum comportamento que julga inadequado. Anote tudo, sem autocensura. Grandes ideias surgem no banho, na cama, na mesa de bar. Depois, quando a emoção da epifania for embora, você terá condições de avaliar se a ideia merece ser transformada em um projeto. Mais tarde ainda, quando o projeto começar a tomar forma, você perceberá se ele tem ou não condições de ser executado. Para cada ideia genial que se tornou uma realização concreta, existem milhões de outras que nunca foram tocadas simplesmente porque seus autores se esqueceram delas.

- Leve a sério suas resoluções de Ano-Novo. A sabedoria popular está certíssima: a virada do ano é a data ideal para, simbolicamente, estabelecer o início de um novo ciclo. Seu próprio aniversário é outro marco muito conveniente. Independentemente da data, crie metas factíveis e gerencie-as de forma, por assim dizer, profissional. Para tanto, escreva – escrever é muito importante! – um plano de objetivos pessoais para os próximos 12 meses. Divida essas metas em cinco grandes grupos:

a) **Trabalho**: novos projetos e iniciativas, aperfeiçoamento profissional, melhoria do próprio desempenho, mudança de rumo profissional ou até – por que não? – a decisão de parar por um tempo até encontrar algo melhor.

b) **Família**: melhorar a relação com irmãos e irmãs, casar, ter um filho, ter mais filhos, planejar a educação desses filhos, cuidar dos próprios pais na velhice.

c) **Lazer**: aquela tão sonhada viagem para a Polinésia, *hobbies* variados (aprender a dançar, a cozinhar, a tocar piano, a surfar, a saltar de paraquedas), a compra antecipada de ingressos para a temporada da orquestra sinfônica ou para os maiores festivais de rock.

d) **Saúde física**: parar de fumar, beber menos, comer melhor, dormir melhor, fazer sexo melhor, andar de bicicleta, praticar algum esporte, preocupar-se menos.

e) **Saúde financeira**: gastar menos do que ganha, investir melhor o dinheiro, garantir o futuro com um fundo de previdência privada, batalhar por uma promoção salarial (volte para o item "a").

- Mensalmente, faça uma análise do andamento de seu planejamento. Ao final de 12 meses, verifique quanto você atingiu dos seus objetivos. Faça novos planos e comece tudo de novo!

# IV. QUEM TEM MEDO DE FANTASMA?

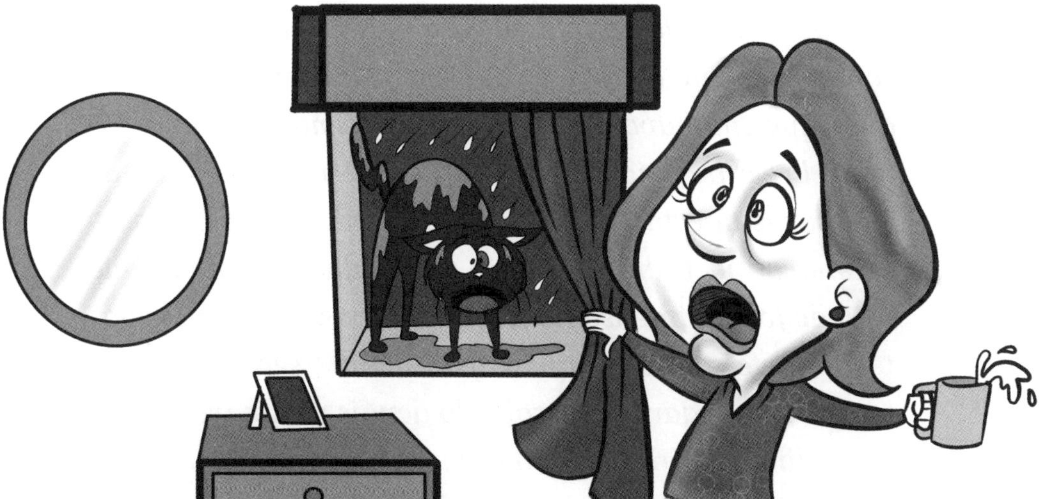

## Doutor, o que vou ler?

Desde a infância, a imaginação fértil habita a mente humana. O medo de coisas reais, como cobra, barata e ladrão é compreensível e até saudável: ele prepara o corpo para reagir a uma ameaça real (ainda que às vezes superdimensionada). Mas o medo de coisas estranhas, como de um fantasma que não existe, provoca ansiedade desnecessária. Neste capítulo, você vai entender como o pavor influencia seu cérebro a sentir a presença de algo que não está lá. E vai aprender estratégias para dominar o medo.

### *Era uma vez...*

*Já era tarde na noite de domingo. O quarto estava completamente escuro, a não ser pela tímida luminosidade que emanava da TV. Na tela, apenas chuvisco – o aparelho era antigo, de tubo, e a antena só pegava as emissoras abertas. Àquela hora da madrugada, a programação já tinha acabado. O barulho de chuva, que caía de forma intensa no telhado da casa, e a janela batendo forte com o vento completavam a sensação incômoda de acordar sobressaltado depois de um trovão.*

*Aline passara o fim de semana na praia com a família. No sábado à noite, depois que os pais dormiram, viu na televisão a reprise de um filme de terror antigo. Histórias de fantasmas. Pelo sim, pelo não, dormiu com a luminária acesa depois de ligar para Mauricio e dar boa-noite. No dia seguinte, os pais viajaram de volta para a cidade. Aline preferiu ficar até a segunda-feira. Precisava estudar para um exame e pensou que a quietude da casa de praia, sem pessoas nem outras distrações por perto, era o cenário ideal para se concentrar no trabalho. Passou a manhã e a tarde mergulhada nos livros. Quando a noite caiu, estava exausta demais até para preparar o jantar. Tomou uma sopa instantânea e foi assistir TV. Adormeceu em questão de 15 minutos. Não eram nem 8 horas da noite, e ela já estava desmaiada no sofá.*

*Agora estava sem sono, sem ninguém para conversar. E apavorada. Se pudesse voltar no tempo, teria viajado para casa com a família. O medo que a dominava era terrível. Aline sentia como se uma presença lhe apertasse o peito, tirando-lhe o fôlego. Sua respiração ficou ofegante, e muitos arrepios percorreram-lhe a espinha.*

*Ela acendeu todas as luzes da casa para se sentir mais segura, mas a sensação de alívio durou pouco. Logo vieram um trovão mais alto que o primeiro e um barulho de explosão. O susto foi tamanho que Aline – àquela altura encolhida no sofá, com o corpo contraído e os braços cruzados – arranhou a própria pele até quase arrancar sangue. A casa ficou quase totalmente escura. A única luminosidade que entrava era um clarão amarelado e trêmulo, que parecia vir da rua. Aline juntou a coragem que lhe restava e foi até a janela ver o que se passava: num poste a 20 metros da casa, a ventania tinha derrubado um cabo de alta tensão, que atingiu o transformador da rede elétrica, e estourara feito pipoca. O poste estava em chamas. A chuva forte continuava a cair, o vento assoviava, e explosões menores pipocavam no transformador e no cabo que chicoteava descontrolado. Lembrava até um pequeno show pirotécnico de labaredas amarelas, azuis e alaranjadas. Se não fosse tão apavorante, seria bonito.*

*Aline precisava falar com alguém. Queria desesperadamente ouvir a voz de Mauricio, porém a razão lhe dizia que havia algo mais urgente a ser feito. A casa ficava em um condomínio onde só havia imóveis de veraneio. O fim de semana tinha sido frio e chuvoso, e Aline não notara a presença de nenhum vizinho. Além do mais, já passava das 3 horas da madrugada – o relógio do micro-ondas marcava 2:57 quando a força caiu. Aline era, muito provavelmente, a única pessoa acordada em toda a praia. Se ela não comunicasse o ocorrido à companhia de energia, a ajuda só viria no dia seguinte.*

*Pegou o celular. Apagado. Lembrou-se de que deixara o aparelho desligado, para que as ligações das amigas e o aplicativo de bate-papo não atrapalhassem o estudo. O smartphone de última geração não dava sinal de vida – para que servem essas coisas, se a bateria descarrega mesmo sem uso? Correu para o telefone fixo. Mudo. Os cabos telefônicos também caíram com a tempestade.*

*Aline nunca esteve tão sozinha antes. Ela sentia um desamparo aterrador e tremia feito vara verde. Seus ouvidos captavam os mínimos ruídos. O vento fez uma porta bater com força e, logo em seguida, veio o terceiro trovão. Seu coração disparou de uma forma que ela podia sentir os batimentos no pescoço. Algo estranho se passava em seu estômago também – parecia que haviam dado um nó em todas as entranhas. A garganta estava seca. Era uma sensação pavorosa. Fugir não era uma opção: a chuva forte tornava a estrada muito perigosa e, além do mais, como juntaria sua bagagem naquela escuridão?*

*Seus olhos se fixaram na parede. Uma sombra sinistra se movia no clarão amarelo do poste incendiado. Aline teve certeza: era um fantasma. A paranoia tomara conta dela. Só restava esperar o pior. Pouco tinha a fazer. Apesar de não ser religiosa, se lembrou de rezar. Mal não faria.*

*No fim da prece, veio o quarto trovão. A sombra se manifestou com um forte miado. Aline acordou de seu transe e foi até a janela. Lá encontrou Breu, o gato preto do vizinho. O pobre bichano estava encharcado e tremendo de frio. Ela tentou trazê-lo para dentro da casa, mas o animal fugiu assustado pelos muros e telhados do condomínio.*

*Riu nervosa. Ficou cada vez mais calma.*

*Adormeceu e acordou numa linda manhã ensolarada de verão. Antes de viajar de volta, pegou sua bicicleta e foi pedalar nas ruas desertas do condomínio. Estava aliviada e envergonhada por causa do medo e dos pensamentos paranoicos que tivera durante a madrugada.*

## Então fala, doutor!

Medo. Eis uma sensação desagradável, porém absolutamente essencial para que a humanidade chegasse ao estágio atual de civilização. É o medo que nos põe alerta para reagir aos perigos. Sem ele, nossos ancestrais despencariam de penhascos o tempo todo e teriam sido exterminados por feras. Além de nos tornar mais cautelosos, o medo desencadeia uma série de processos eletroquímicos que aumentam nossa força e velocidade. Quando ele domina nossa mente, uma estrutura cerebral profunda – denominada amígdala, existente na ponta de cada lobo temporal –, entra em ação. O indivíduo fica pronto para enfrentar o problema, encarando-o ou simplesmente fugindo. Adrenalina e cortisol, os hormônios do estresse, são liberados na corrente sanguínea. O coração dispara, as pernas ficam trêmulas e a boca, seca. A ansiedade toma conta do indivíduo.

Acontece que, quando o objeto do medo é imaginário, esse mecanismo de defesa só serve para nos trazer angústia e mal-estar físico – além de ocupar nosso cérebro com pensamentos negativos, quando ele poderia estar trabalhando em algo produtivo ou simplesmente descansando. Esse medo é inútil, portanto. Acabar com ele, porém, não é uma tarefa das mais simples. É muito fácil, por outro lado, explicar por que o homem tem medo de fantasmas, espíritos, demônios e outras entidades sobrenaturais.

Pense no homem primitivo. Ele não sabia por que o dia dá lugar à noite. Por que o verão dá lugar ao inverno. Por que chove e por que o céu fica riscado de raios. Por que a floresta se incendeia de vez em quando. Não sabia o porquê da morte e não entendia o que acontece depois dela (este é um mistério que persiste até hoje). A ignorância é um estado assustador: não entender o que se passa ao seu redor (e por consequência não ter a mais vaga ideia de como reagir) é o que cria o medo do desconhecido. A escuridão, apesar de todo o avanço científico do ser humano, é algo que nunca vai deixar de nos assombrar. Podemos até *saber* o que existe em um ambiente escuro, mas não podemos *verificar* que tudo permanece do jeito que era antes de a luz sumir. Na escuridão, a mente se ocupa do pensamento que gera o medo: a hipótese de uma ameaça externa se infiltrar nesse ambiente sem que possamos perceber sua presença. De novo, algo muito conveniente para a preservação da espécie – animais ferozes e pessoas com as piores intenções sempre usaram a noite como escudo para surpreender suas vítimas.

Para prosperar, a humanidade precisava explicar os fenômenos da natureza. Dar sentido ao mundo nos possibilitou superar a condição de animais assustados, nos transformou em seres capazes de gerenciar o medo. Isso nos permitiu criar estruturas sociais e acumular os conhecimentos que desenharam um retrato cada vez menos distorcido do Universo.

Antes de haver explicações científicas para a natureza, havia os mitos. Em narrativas mais ou menos elaboradas, tudo – da criação do Universo aos incêndios florestais – era creditado a divindades, espíritos, demônios e outros entes invisíveis e superpoderosos. Quem não teria medo de algo que é dotado de poderes mágicos, é indomável e nunca pode ser visto?

A civilização não matou os mitos. Eles foram adaptados e repaginados de modo cada vez mais sofisticado, mas sempre estiveram lá para dar sentido a algo que não tinha explicação racional. Um exemplo: digamos que, no século XIX, um camponês da Europa Oriental viva em uma fazenda próxima de uma mata onde há um ou dois bandos de lobos. Mas esses animais são medrosos e nunca se aproximaram do rebanho do camponês. Numa determinada manhã, ele acorda e encontra dezenas de ovelhas destroçadas. Não é possível que aqueles lobos raquíticos fossem capazes de um ataque tão devastador. Ele então recorre ao mito. Credita a ação a um lobisomem, vampiro ou qualquer ente misterioso que burla as leis da natureza e nunca aparece em público. A noção de que um desequilíbrio ambiental pudesse alterar o comportamento dos lobos, forçando-os a se alimentar na fazenda, não lhe passa pela cabeça.

Se os mitos sobreviveram – e os filmes de terror estão aí como prova –, também trazemos um "suvenir" pré-histórico, muito vivo, em nosso cérebro. O sistema límbico, responsável pelas emoções, é um item de série que praticamente não sofreu alterações desde o primeiro exemplar do *Homo sapiens*. É nesse cérebro primitivo que fica a amígdala, a tal estrutura cerebral que dispara o mecanismo para a liberação de hormônios no sangue quando sentimos medo. Em situações de estresse agudo, o sistema límbico assume o comando de nossas ações e bloqueia o acesso a setores e funções mais sofisticados do cérebro. Regredimos ao estágio do cavernícola apavorado com a tempestade lá fora.

Foi o que aconteceu com Aline na noite que passou sozinha na casa de praia. Seu acesso de pânico teve diversos gatilhos. Ela já estava com a mente sugestionada, pois havia assistido a um filme de terror na noite anterior. Acordar com um susto acionou os gatilhos de estresse do cérebro antes mesmo que Aline pudesse fazer uma análise racional do ambiente à sua volta. Então veio a falta de luz e a acluofobia – nome técnico do medo do escuro que herdamos do homem primitivo. Completam o cenário o isolamento e a tempestade, dois indícios reais de que a situação pode oferecer algum perigo.

Aline foi dominada por emoções primitivas. Em seu cérebro, os caminhos que levavam ao entendimento racional da situação estavam interditados devido à enxurrada de hormônios ordenada pela amígdala. A explicação mais elaborada que conseguiu encontrar foi um fantasma – figura mitológica que carregamos em nossa memória coletiva. Não que Aline tenha ficado menos inteligente. Isso poderia acontecer com a pessoa mais genial do mundo. Todos estamos sujeitos a sofrer um blecaute cerebral em decorrência do medo.

Existem diversos tipos de medo, e a ciência já observou que o cérebro humano reage de forma distinta a cada um deles. Um estudo realizado por pesquisadores norte-americanos e alemães, publicado em 2010, acompanhou pacientes portadores de fobias diversas. Elas foram divididas em cinco grandes grupos: sangue (que inclui medo de injeção e de se machucar), animais, ambiente natural (altura, escuro), situacional (doenças, morte) e outros (basicamente, o que não se enquadra nas categorias anteriores). Nos experimentos, gente com medo de aranha e indivíduos com medo de sangue foram expostos ao objeto de suas fobias. A atividade cerebral dos dois grupos foi monitorada, e chegou-se à conclusão de que as áreas do cérebro estimuladas pelas diferentes fobias também são diferentes.

Um tipo de fobia muito comum é o medo de espíritos, como o que acometeu Aline. O nome técnico para designar essa fobia é espectrofobia ou fasmofobia. Os sintomas variam muito: há pessoas que apresentam leve ansiedade, medo, pavor e até mesmo pânico.

Tomando por princípio que fantasmas não existem, saiba que há quatro explicações possíveis para as histórias de assombração:

*1) Alucinação visual*

O indivíduo tem a certeza de que vê algo que não existe. O ocorrido é registrado com clareza em sua memória, como a visão de um objeto físico real.

Outras pessoas não são capazes de observar a mesma "aparição". Muito menos é possível fotografar ou gravar o acontecimento. Pacientes psicóticos, paranoicos e esquizofrênicos podem apresentar esse tipo de manifestação.

Outras possíveis causas das visões fantasmagóricas são as reações a drogas e medicamentos, síndromes associadas ao estresse e à fadiga crônica. Perturbações do sono, especialmente a privação prolongada, e infecções com quadros febris também podem provocar alucinação visual.

### *2) Ilusão*

É caracterizada pela interpretação errada de algo que se percebe de fato. Ou seja, os sentidos captam um estímulo verdadeiro, mas a informação é toda embaralhada ao ser processada pelo cérebro.

Uma sombra, um animal, uma pessoa. Geralmente, a imaginação está solta, mas completamente contaminada pelo medo. O cérebro cria e antecipa o que espera ver, para tomar alguma providência importante, o mais rápido possível. É o instinto de autopreservação trabalhando, em teoria, a seu favor. Na prática, essa angústia produz sofrimento e desorientação.

De repente, surge uma sensação muito forte de ter visto um espírito ou de que vai vê-lo. A convicção de que o fantasma pode fazer mal é real. Isso gera ansiedade, um sentimento também muito real.

Durante a crise, ocorre a liberação de adrenalina na corrente sanguínea. Palpitação, aumento da frequência respiratória, boca seca, dor abdominal, moleza nas pernas e tremores são alguns dos sintomas típicos. Os sentidos ficam superaguçados, as pupilas dilatam, os sons tornam-se mais perceptíveis. É o estado de alerta em ação.

*3) Mediunidade*

O indivíduo percebe uma outra consciência e a interpreta como uma forma humana fluídica. No espiritismo, isso é denominado clarividência. Não há comprovação biológica ou científica dessa capacidade humana, mas existem coincidências marcantes e convincentes em certos relatos.

*4) Mentira*

A pessoa está mentindo. Simples assim. A invenção de mentiras sobre aparições sobrenaturais serve para encobrir atitudes pouco louváveis do "vidente" – lembra-se do desenho animado *Scooby Doo*? – e para controlar, valendo-se do terror, indivíduos e grupos particularmente crédulos. São essas mentiras que perpetuam os mitos que envolvem fantasmas.

Dentro dessas quatro possibilidades, Aline apresentou uma ilusão naquela noite chuvosa em que estava sozinha. Sua crença na existência de fantasmas fez com que seu cérebro interpretasse, com dados visuais insuficientes e de forma errada, um gato como sendo um espírito assustador.

Algo parecido já aconteceu com você?

É bem provável que sim. O inconsciente coletivo faz com que muitas pessoas acreditem em espíritos – ou, quando não acreditam de verdade, tenham o temor de sua existência. Um filme de terror, o relato de um conhecido, uma história, uma experiência qualquer pode ser o início de uma fobia que só traz tormento.

E o antídoto para isso? Gerenciamento dos pensamentos. Veja nas neurodicas abaixo como dominar o medo daquilo que não pode lhe fazer mal.

## NEURODICAS

- Tenha fé. Apostar na oração é uma boa estratégia para retomar o prumo e reagir contra o medo. Aos olhos da ciência, divindades e santos são figuras que habitam o mesmo domínio que demônios e fantasmas: a existência de todos eles é impossível de ser provada. Crer num espírito protetor, entretanto, traz consequências plenamente verificáveis. Se a "presença" de um fantasma provoca angústia e medo, a sensação de estar junto a uma entidade "do bem" resulta justamente no oposto. A fé traz paz e serenidade, o que facilita a percepção da realidade de forma mais objetiva. Dentro da cabeça, o que ocorre é o seguinte: a fé diminui a atividade das amígdalas cerebrais e devolve o comando da situação ao cérebro racional, revertendo o processo que pode levar ao pânico. Se a prece encaminha a alma penada para longe ou se ela simplesmente tranquiliza o cérebro, nem a ciência pode provar ainda. Mas fato é que o medo vai embora. Então reze que melhora... Não é assim que as nossas mães diziam?

- Se começar a ser dominado pelo medo, procure entender que aquela é uma situação especial. O diagnóstico não é a solução do problema, mas pode ser uma parte significativa dela: quando o inimigo é conhecido, a estratégia para derrotá-lo se torna muito mais clara. Tente se lembrar desta leitura e ter consciência de que seu cérebro está funcionando no "módulo" atenção total. Nesse modo de funcionamento, a imaginação preenche lacunas para completar um cenário em que faltam informações sensoriais. Assim, qualquer gato vira fantasma!

- Se você não for religioso – a fé não é um pré-requisito para ter medo de fantasmas, ele é algo totalmente irracional –, ainda assim busque refúgio no pensamento positivo. Force o seu cérebro a mudar de assunto. Faça planos, lembre-se de pessoas queridas, antecipe em pensamento aquela viagem fantástica que você pretende fazer algum dia. O efeito é semelhante ao da reza: aos poucos, você vai se tranquilizar e tomar de volta as rédeas do próprio cérebro.

- Aposte na autossugestão. Repetir a si mesmo que aquela situação não é real é um mantra que, de fato, ajuda o cérebro a se controlar. Isso foi comprovado em um trabalho feito com crianças entre 4 e 7 anos de idade, em 2009, na Universidade da Califórnia, em Davis. Por meio da autossugestão, garotos e garotas foram capazes de distinguir o real do imaginário e retomar o controle emocional.

# V. OBSERVAR É APRENDER

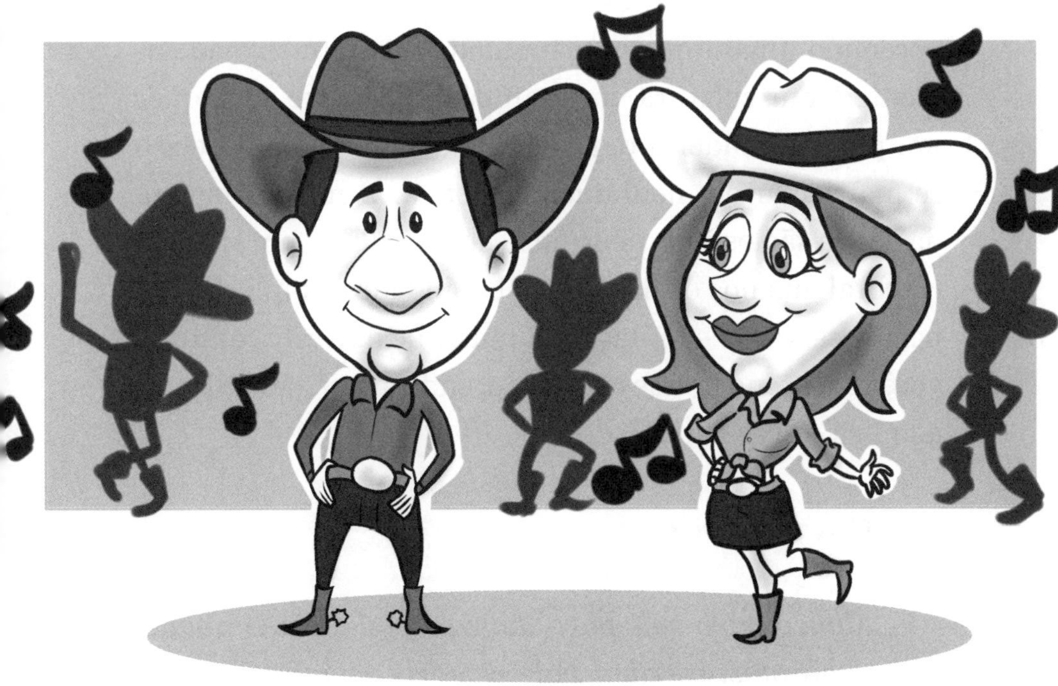

## Doutor, o que vou ler?

Dentre as inúmeras manifestações artísticas, a dança é especial porque usa o próprio corpo humano como instrumento de expressão. Todo o corpo, o que faz o cérebro trabalhar intensamente durante sua execução – algo que o dançarino nem percebe, pois para ele a ação é automática. A dança expressa felicidade e empolgação. Ela é um verdadeiro espelho das emoções. Basta escutar uma música com ritmo animado, que ninguém resiste: quase que involuntariamente, a cabeça, o tronco e os membros começam a balançar. Bem, quase ninguém. Existem indivíduos que, por inibição social ou dificuldade em coordenar movimentos, não sabem dançar e se interessam muito pouco por essa atividade. Essas pessoas estão perdendo uma ótima oportunidade de exercitar não somente a musculatura, mas também o cérebro. Qualquer um pode aprender a dançar. E, para isso, não é preciso se matricular em nenhuma academia. O melhor mestre da dança são os seus neurônios em espelho – um sistema cerebral que nos ensina novas habilidades simplesmente pela observação e imitação. É muito fácil! Neste capítulo, você vai entender esse tipo de aprendizagem, tão útil para adquirir novas habilidades.

### *Era uma vez...*

*Aline amava sair para dançar. Assim como muitas outras garotas, estudou balé clássico na infância e no início da adolescência. O sonho de brilhar no Bolshoi foi deixado de lado quando Aline percebeu que, para isso, precisaria de dedicação extrema. Mais do que ela estava disposta a ter. Os estudos de dança iriam atrapalhar as outras atividades, e lá por seus 13 ou 14 anos, Aline queria abraçar o mundo. Parou a academia, mas nunca parou de dançar. O balé deixou marcas evidentes em sua expressão corporal: a moça se movimentava de forma tão graciosa que parecia flutuar no ar, e isso encantava Mauricio.*

*O que o rapaz não conseguia compreender era a empolgação da namorada com a balada de toda sexta-feira. Aline esperava a semana inteira. Suportava a pressão da rotina, os estudos exaustivos e os inúmeros projetos. Na quinta-feira, já estava excitada como uma criança na véspera de Natal: na noite seguinte, todo o sacrifício seria compensado com muitas horas de dança.*

*Depois que conheceu Mauricio, a rotina de Aline mudou um pouco. O engenheiro tinha um ótimo papo e era excelente companhia, mas simplesmente não sabia dançar. O negócio dele, desde a adolescência, era ficar em casa – ou na de algum amigo – conversando e ouvindo discos de rock: Pink Floyd, U2, The Cure. Nada que fizesse o esqueleto balançar em uma coreografia alegre.*

*Assim, no início do namoro, as saídas noturnas do casal eram muito menos agitadas do que Aline gostaria. Jantares na casa de amigos, restaurantes e barzinhos eram OK, mas ela começava a achar tudo aquilo um tanto tedioso. Sempre que ela sugeria um lugar para dançar, ele já tinha pronto um plano que incluía ficar sentado a noite toda. Quando a intimidade já permitia, Aline começou a combinar baladas com as amigas e depois chamar Mauricio, que sempre recusava o convite. As saídas noturnas da estudante sem o engenheiro começaram a ficar frequentes.*

*Rapidamente Mauricio entendeu que, para não "dançar" no relacionamento, seria fundamental acompanhar Aline. Ele não gostava nem um pouco de deixar solta na balada uma mulher tão elegante, charmosa e bonita – e que tinha o corpo moldado pela dança! Então, uma noite, ele cedeu e aceitou o convite para dançar. Na tarde de sexta, ela telefonou para Mauricio para combinar o que fariam à noite:*

*– Ótimo, meu lindo! Hoje, coloque a calça jeans mais surrada que tiver. E botas de couro. Vamos dançar ao som de musica country. Que tal, para começar?*

*Ele emudeceu por alguns segundos. Country? A única dança que tinha em seu currículo – lembrou-se de muitos anos atrás – era bater cabeça com um monte de roqueiros cabeludos em algum porão escuro. E agora a namorada queria jogá-lo no meio dos caubóis. Mas seu cérebro não demorou muito a assimilar que a única resposta possível era "tudo bem".*

*– Tudo bem, vai. Nem acredito que vou fazer isso! Mas tenha paciência comigo, por favor. Sempre evitei esse tipo de programa. Não sou muito coordenado. Mas gosto muito de estar com você. Quero aprender mesmo!*

*Ao aceitar a situação inevitável, sua atitude mudou. Mauricio ficou sinceramente empolgado com o desafio.*

*Naquela noite, faria algo que nunca imaginou experimentar na vida. E ao lado da linda mulher que ele amava.*

*A noite demandava alguma preparação. Mauricio, Aline não sabia, nunca havia calçado botas na vida. Ele precisou sair mais cedo do serviço – "é aniversário da minha avó" foi a desculpa usada – para comprar um par. Levou também um chapéu de couro e um cinto de fivela larga. Em casa, ao olhar-se no espelho, sentiu-se um pouco engraçado. Logo relaxou, pois sabia que todos estariam vestidos de maneira parecida. Passou na casa de Aline para buscá-la. A reação da namorada foi de espanto e felicidade:*

*– Que lindooooo! Caprichou no visual, hein?*

*Mauricio estufou o peito de orgulho. Aline percebeu e resolveu brincar com ele:*

*– Só falta aprender a dançar!*

*Eram onze da noite. A casa estava cheia. Música caipira, música sertaneja e música country norte-americana animavam a boate. Mauricio encarou aquele dia como uma missão – aqueles não eram seus estilos musicais favoritos e aquele não era o tipo de programa que gostava de fazer, porém o desafio o deixava empolgado. Não podia deixar de reparar na maneira como todos se mexiam, com animação, no ritmo.*

*Com o pé direito, batia no chão ao som marcado da música. Fazia o mesmo com as palmas da mão. Sem que percebesse, já estava no clima. Três, dois, um e pronto! Colou o rosto no de Aline e simplesmente se soltou. Lembrou-se dos filmes de caubóis e de como eles faziam quando tiravam a mocinha para bailar.*

*O que era um empecilho social – por não saber dançar, Mauricio amargou vários fins de semana sozinho em casa – provou-se um problema facílimo de ser resolvido. Ele simplesmente deixou o corpo mover--se no ritmo da música e prestou atenção nos movimentos dos casais ao lado. Reproduzia as coreografias com exatidão, provocando espanto na namorada – Aline chegou a tirar literalmente o chapéu para mostrar quanto apreciava a dança do amado. Para ele, isso era o melhor reconhecimento possível: o que mais importava naquele momento era mostrar a ela que também podia fazer tudo aquilo com charme e dentro do ritmo. As horas passaram voando. Muita transpiração, muito exercício aeróbico e muito orgulho por ter dado conta do recado. No carro, ao levar Aline para casa, ele ainda estava elétrico:*

*– Aline! Parece que eu sempre soube dançar. Foi muito mais simples do que eu pensava.*

*– Que bom, meu lindo! Você se revelou um pé de valsa, hahahaha! Tem certeza de que não dançava antes?*

*– Não! Aprendi no ato! Olhei para você, deixei a vergonha de lado e, mesmo antes de mexer o corpo, eu já me imaginava dançando com você. No começo eu estava rígido demais, depois só me diverti! Parecia que eu estava sendo seu espelho. Nem acredito!*

*Ao ouvir um relato tão empolgado, Aline percebeu que não poderia perder aquela oportunidade:*

*– Então vamos ao samba-rock na semana que vem, né?*

*Mauricio franziu a testa por alguns momentos, como se estivesse contrariado. Mas depois abriu um largo sorriso e respondeu:*

*– É claro!*

## Então fala, doutor!

Para entender como Mauricio conseguiu fazer bonito na balada country, primeiro é necessário entender os mecanismos que o cérebro humano usa para catalogar a memória. Pense em um computador pessoal: ele pode guardar informações no disco rígido, na memória RAM ou na memória flash. Com o cérebro acontece algo semelhante, ainda que de forma imensamente mais sofisticada. Há diferentes dispositivos empregados na aquisição, no armazenamento e no acesso aos diferentes tipos de memória. O aprendizado de habilidades, como tocar um instrumento musical, andar de bicicleta ou dançar, é aquilo que a neurologia classifica como memória para procedimentos.

O aprendizado e a memorização dessas atividades ocorrem de uma forma peculiar. A circuitaria de neurônios que o cérebro usa para dançar não é a mesma utilizada para memorizar uma determinada data histórica ou um poema, por exemplo – esta é a chamada memória declarativa.

Se cada memória é um arquivo, as informações da pasta "fazer fisicamente alguma coisa" ficam armazenadas em estruturas cerebrais profundas, denominadas gânglios da base e sistema extrapiramidal. Normalmente, você sabe executar a tarefa, mas não é capaz de precisar quando e como exatamente aprendeu aquilo. Esse é um tipo de memória que nunca desaparece. Dizem que é impossível desaprender a andar de bicicleta, e isso é verdade: se você fica anos ou mesmo décadas sem praticar, vai penar um pouco para pegar de novo o jeito. Mas logo os caminhos neurais que acessam aquele conhecimento específico são reconstruídos, e você volta a ser um ciclista tão bom como se nunca tivesse parado. O mesmo vale para outros esportes, tocar instrumentos e, claro, a dança.

Essas capacidades são adquiridas por imitação. No início do aprendizado, antes mesmo de mover qualquer músculo – apenas por observar outro indivíduo executar o procedimento –, certo grupo de neurônios do córtex frontal pré-motor já dispara impulsos elétricos. São os chamados neurônios em espelho. Eles recebem esse nome porque refletem o mesmo processo que ocorre na cabeça do indivíduo que desempenha a ação.

Digamos que uma turma de garotos esteja jogando futebol em um campinho. Um menino mais novo fica de fora da brincadeira porque é pequeno demais para correr com os outros. Mas ele assiste a tudo atentamente. Quando um dos meninos grandes chuta a bola ao gol, certo grupo de neurônios é acionado em seu cérebro para executar um movimento preciso. Naquele momento, exatamente os mesmos neurônios "acendem" na cabeça do pequeno que vê a jogada. Minutos mais tarde, o baixinho invade o campo, rouba a bola e chuta como um profissional. Sem chance de defesa. Golaço! Os rapazes de ambos os times desabam de rir no gramado, depois interrompem a partida para brincar de bater bola com o pequeno craque. Ele aprendeu a jogar futebol só de olhar uma partida.

Existem trabalhos experimentais com primatas que demonstram esse processo ocorrendo. Em um estudo feito pela Universidade de Parma, na Itália, foi monitorada a atividade cerebral de um grupo de macacos. No cérebro de um animal que apenas observa outro buscando amendoins, os mesmos neurônios foram estimulados no córtex pré-motor. Isso é a prova de que um cérebro é capaz de compreender por imitação elétrica como o outro está funcionando.

Na infância, a criança aprende muitas coisas pela observação e pela repetição. E, mesmo na fase adulta, esse processo continua. Com Mauricio não foi diferente. Antes de tudo, ele estava motivado a aprender: queria muito aprender a dançar porque disso poderia depender a sua relação com Aline. Essa predisposição direciona a atenção e aumenta o poder de foco de uma maneira fantástica.

Dançar música country é uma tarefa relativamente simples. Outros aprendizados exigem processos mais lentos e complexos, embora sigam o mesmo princípio básico. Tocar piano, por exemplo. São raríssimos os casos de pessoas autodidatas, capazes de se tornarem grandes pianistas sem nenhum ensino formal. Essa educação, entretanto, segue o modelo de imitação que faz o macaco ser capaz de tirar um amendoim da casca: o professor executa movimentos que estimulam os neurônios em espelho do aluno. Este tenta repetir a sequência de notas. O processo é repetido por anos e anos, até que o aprendizado se complete.

Ao deixar a vergonha de lado, Mauricio abriu mais portas ainda. A autocrítica vem do funcionamento dos lobos frontais, responsáveis pelo pensamento racional, pelo raciocínio lógico. A autocrítica é muito útil: seu papel consiste em adequar comportamentos aos padrões esperados pela sociedade. Sem ela, não existiria a civilização. Em certas situações, porém, esse censor interno do cérebro pode bloquear ou limitar o potencial máximo de aprendizado.

Racionalizar, por sinal, somente atrapalha a aquisição de habilidades como dançar ou tocar violão. Se o indivíduo pensar muito nos movimentos que vai fazer, não consegue executá-los com naturalidade. É por isso que grandes músicos parecem tocar com a alma. Tanto para aprender quanto para pôr em prática o que se aprendeu, o melhor é deixar os neurônios em espelho fazerem seu trabalho – trabalho que passa ao largo do raciocínio consciente. Portanto, tente não pensar demais.

## NEURODICAS

- Identifique a motivação que faz com que você queira aprender a nova tarefa. Quanto mais importante for essa motivação do ponto de vista emocional, melhor para o processo de aprendizagem. Mauricio tinha uma motivação fortíssima: melhorar a relação com a mulher que ele amava. O sentimento motivador, entretanto, também pode ser o amor-próprio. Digamos que você esteja acima do peso e com a autoestima em baixa. Muitos de seus amigos gostam de pedalar e estão organizando, para daqui a alguns meses, uma viagem de cicloturismo pela Holanda e pela Bélgica. Eles te convidam, mas existe um porém: desde a infância, você nunca conseguiu se equilibrar sobre duas rodas. Há duas maneiras de encarar essa situação. Ou você fica se lamentando em um canto ou enxerga uma ótima oportunidade de adquirir uma nova aptidão, entrar em forma e melhorar sua autoimagem.

- A atenção, como sempre, é a pedra fundamental do aprendizado. Ao observar alguém executando uma tarefa a ser imitada, concentre-se nos detalhes: neles reside a diferença entre o mediano e o genial. Evite, porém, fixar sua atenção em apenas um desses detalhes. Distancie a perspectiva para obter a visão de um quadro mais amplo. Observe todo o corpo da pessoa que quer imitar. Num guitarrista, por exemplo, a postura geral pode ser tão relevante quanto o movimento dos dedos nas cordas do instrumento.

- A aquisição da memória para procedimentos é feita por imitação, mas não há a necessidade da presença real do sujeito a ser imitado. Nosso cérebro é sofisticado o bastante para reproduzir memórias visuais que detonam os neurônios em espelhos. Assim, imaginar alguém executando a tarefa que você quer aprender – desde, é claro, que você tenha essa informação armazenada na memória – tem efeito semelhante ao do estímulo sensorial real. Este é um recurso muito útil, por exemplo, para o aluno de dança ou música quando vai praticar entre uma aula e outra.

- Deixar a vergonha de lado é fundamental. Arrisque e não se preocupe com a opinião alheia – como ela poderia te prejudicar, afinal? Para ajudar a perder a inibição, releia as neurodicas do capítulo 2. E tente transformar a tarefa – seja ela dançar, tocar um instrumento ou praticar um esporte – em uma atividade o mais automática possível. Isso se adquire com a prática. Portanto, vá ralar! Nada vem fácil.

- Existem hipóteses e indícios de que, por meio da dança, muitas doenças podem ser evitadas e tratadas. Pacientes com depressão, demência ou autismo se beneficiam com o aprendizado e o hábito de dançar. Não existe nenhum motivo para pensar que os mesmos benefícios não se repitam em cérebros sem esses problemas!

# VI. CHUPAR CANA E ASSOVIAR. PODE?

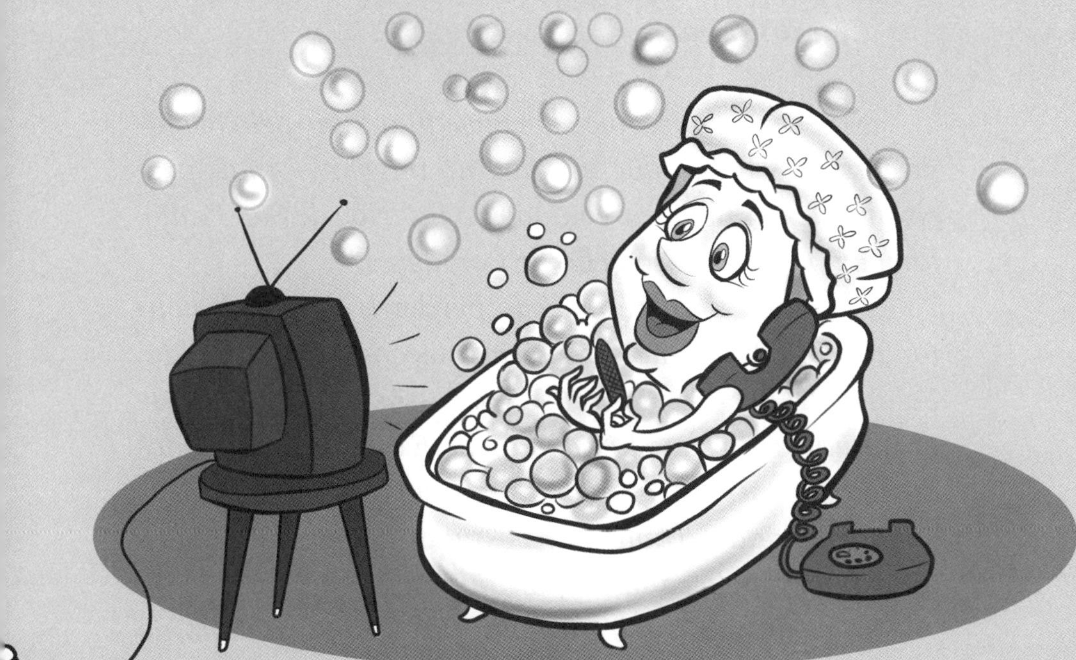

## Doutor, o que vou ler?

Atualmente, com tantos recursos tecnológicos disponíveis, estamos acostumados a realizar múltiplas atividades simultaneamente. Essa habilidade é denominada multitarefa – não por acaso, a mesma palavra é usada para designar celulares e outros aparelhos eletrônicos capazes de abrir um aplicativo sem precisar fechar outro. Você vai entender por que as mulheres têm mais facilidade que os homens para fazer muitas coisas ao mesmo tempo. E vai compreender também que, por mais que o ser humano seja elástico e versátil, não existe mágica: a qualidade da execução de uma tarefa é sempre comprometida quando a atenção está dividida.

### *Era uma vez...*

*Não era sempre que ela conseguia falar pelo telefone com sua amiga que morava no interior – mais precisamente em Barretos, cidade do interior de São Paulo, famosa pela Festa do Peão de Boiadeiro.*

*Por isso, Aline não queria perder a chance de contar tudo de bom que estava acontecendo em sua vida. Falar do Mauricio, dos seus progressos na faculdade de arquitetura, da sua última viagem. E ouvir as novidades da vida de Patrícia, amiga de infância que preferiu viver longe da cidade grande para estudar zootecnia. Ela era apaixonada pelo campo e por animais!*

*Mas era sexta-feira à noite, e o último capítulo da novela das nove tinha acabado de começar. Um pouco mais tarde, às dez e meia, Aline tinha combinado de sair com Mauricio – depois que aprendeu a dançar, o namorado não queria fazer outra coisa da vida! Havia recebido, por sinal, um e-mail da boate que gostava de frequentar. Não teve tempo de ler, mas suspeitou que fosse o anúncio de alguma festa especial. Como cliente assídua, Aline era avisada antes dos eventos mais concorridos, para garantir a entrada com preços especiais.*

*A campainha tocou. Era a sua fiel manicure, presença garantida de todas as sextas-feiras à noite – tanto que o porteiro já nem a anunciava pelo interfone. Sem tirar o telefone da orelha, faz sinal para a moça esperá-la na sala. Iria tomar banho antes de fazer as unhas, pois não poderia entrar debaixo do chuveiro com o esmalte fresco.*

*O banho foi fácil. Lançou mão do celular no modo viva-voz. Graças a Deus, pensou Aline, inventaram esse recurso. O papo estava ótimo. Fluindo. Patrícia já estava quase completamente atualizada sobre a vida da amiga.*

*De repente, a vilã que infernizou a vida de todo mundo por muitos meses foi parar atrás das grades. TV no banheiro, é claro! Não menos importante, Mauricio avisou, por mensagem de texto, que um casal de amigos viria de Salvador só para conhecer a boate preferida dele e de Aline. E dançar juntos. Ótimo, pensou Aline enquanto se enxugava, é sempre bom conhecer gente nova!*

*A manicure bateu na porta do banheiro. Já fazia 20 minutos que Aline estava trancada lá. A moça, que tinha outras clientes no mesmo prédio, disse que voltava mais tarde. Aline percebeu que poderia se atrasar. Despediu-se de Patrícia e achou melhor se vestir bem rápido. Afinal, não é todo dia que tantas coisas acontecem ao mesmo tempo. Precisava estar pronta.*

*Às dez e meia da noite, tudo estava perfeito. Ou quase, pois a manicure não havia voltado, e Aline saiu com as unhas descascadas. Mas sem problemas: ainda assim, estava tudo maravilhoso. Ela, Mauricio e o casal de amigos saíram juntos no mesmo carro. No caminho, Aline falou maravilhas da casa noturna que os baianos iriam conhecer. Só estava um pouco preocupada com a lotação do lugar: afinal, a casa enchia cedo quando tinha algum evento especial, como naquela sexta. Mas de nada adiantava se preocupar. O negócio era relaxar e pensar na diversão que viria a seguir. Em poucos minutos, ela estaria feliz. Dançando.*

*Aline dançou mesmo, mas de um jeito diferente daquele que ela havia imaginado. A calçada em frente à casa noturna estava deserta, o que causou estranheza. O grupo se aproximou e deu de cara com as portas fechadas. Havia um aviso colado na parede, mas algum espírito de porco arrancara metade do papel. Então não era possível saber o motivo do fechamento.*

*Aline achou tudo muito estranho:*

*– Puxa, mas e a festa desta noite?*

*Mauricio bufava e reclamava da falta de consideração dos donos do lugar:*

*– Poderiam ter avisado pelo menos os clientes mais assíduos! Nós dançamos aqui uma vez por semana!*

*O casal de baianos bocejava de sono. Haviam pegado um voo noturno e, no tempo em que poderiam descansar, preferiram fazer turismo pela cidade.*

*Aline então lembrou-se de que não havia lido o e-mail que a boate lhe mandou. Como toda semana recebe a programação da casa, simplesmente deduziu que o assunto era alguma festa especial. Afastou-se do grupo, pegou o celular e pesquisou a caixa de entrada. A linha de assunto da mensagem era: AVISO IMPORTANTE. Suspirou, pois desconfiou do que viria a seguir. O texto completo do e-mail era:*

> Caro(a) cliente,
> Nossa casa estará fechada nas próximas duas semanas para renovação dos ambientes, ampliação da capacidade, instalação de novos equipamentos de segurança e sinalização das rotas de fuga. Reabriremos com uma grande festa: você tem direito a 50% de desconto no ingresso. Pedimos a gentileza de avisar quem porventura não souber de nossa reforma. Agradecemos a compreensão.
>
> Atenciosamente,
> A direção

*Aline franziu a testa e tomou coragem para contar aos outros o que se passava:*

*– Nossa! Eu recebi este e-mail... Mas estava fazendo tanta coisa ao mesmo tempo que nem li. Desculpe, pessoal...*

*O casal de Salvador estava quase desmaiando de sono. Mauricio estava com um mau humor dos infernos. Aline sentia-se envergonhada por colocar todos naquela situação. Ninguém contestou quando Mauricio propôs que a noite fosse encerrada ali.*

*Ao chegar em casa, Aline sentiu o chamado de seu estômago. Naquela correria toda, esquecera-se de comer. Abriu a geladeira e encontrou um panorama desolador: só havia uma garrafa de água mineral, uma latinha de cerveja e um pão de fôrma tão velho que já começava a criar mofo azul.*

*Foi dormir com fome naquela noite.*

## Então fala, doutor!

Você já parou para pensar por que é proibido falar ao celular enquanto se dirige um carro? Certamente não é porque os legisladores de vários países são rabugentos. Quando alguém executa duas ou mais tarefas ao mesmo tempo, nenhuma delas será tão bem-feita como se estivesse sendo desempenhada de modo isolado. Se, ao dividir a atenção com a estrada, o motorista perder o fio da meada na conversa ao telefone, ninguém se machuca; agora, se fizer uma manobra desastrada porque se distraiu com o celular, pessoas podem morrer. Esta é uma boa razão para proibir essa prática.

A outra razão é o fato de que as pessoas tendem a adotar esse tipo de comportamento – portanto as autoridades se viram obrigadas a intervir no caso específico do celular ao volante, que implica um risco sério de acidentes. Apesar da perda de desempenho nas tarefas individuais, o cérebro humano é capaz de lidar com vários problemas juntos. Essa habilidade nos dá a sensação – geralmente falsa – de que estamos usando o tempo com mais eficiência. Já era assim com o *Homo sapiens* primitivo.

Desde a pré-história, a função multitarefas é particularmente desenvolvida nas mulheres. Enquanto coletavam frutas e raízes, elas dividiam a atenção ao manter um olho nos filhos, cuidando para que não houvesse acidentes, e outro no ambiente ao redor – a qualquer momento, um predador poderia atacar de surpresa.

Essa herança, lapidada pela seleção natural, ainda se mostra presente no comportamento feminino, mesmo naquelas que não têm filhos. Aline é um exemplo disso. Naquela noite de sexta-feira, assumiu tantos compromissos que precisou cuidar de tudo ao mesmo tempo.

Inteligência, para mim, é a capacidade do cérebro para resolver problemas. É uma definição ampla. Qualquer tarefa, fácil ou difícil, é um problema a ser resolvido. Dessa forma, para realizar mais do que uma tarefa ao mesmo tempo, o cérebro precisa utilizar mais da sua inteligência.

Quanto mais inteligente a pessoa, mais ela consegue transpor dificuldades de uma forma rápida e criativa. Seu cérebro entende o problema, acessa memórias de experiências anteriores, simula mentalmente os possíveis desfechos e escolhe a melhor saída para aquela situação.

Quando os dados memorizados – absorvidos na experiência pessoal ou adquiridos pelos estudos – não bastam para a solução do problema, o diálogo com outras pessoas ajuda a ampliar as opções estratégicas e alimenta o banco de dados cerebrais com novas informações.

A humanidade desenvolveu a tecnologia exatamente para acelerar esse processo de solução de problemas. Graças a ela, inúmeros recursos são criados e aperfeiçoados constantemente. Telefones inteligentes, computadores portáteis e calculadoras são os exemplos mais marcantes de aparelhos que simplificam a nossa vida. Ao usar tais dispositivos, as pessoas resolvem problemas de uma forma melhor. Precisam usar menos de sua inteligência na superação de obstáculos simples, o que deixa um enorme potencial cerebral livre – isso na teoria.

Apoiada em recursos tecnológicos cada vez mais avançados, a humanidade aumenta a sua inteligência dia após dia. Isso é um fato. Porém, apesar de resolver os problemas mais rapidamente, o ser humano tende a utilizar o tempo economizado na solução de mais problemas. Poucos utilizam esse tempo para se divertir mais, criar, descansar ou simplesmente não fazer nada. Nosso padrão de comportamento nos leva a fazer mais coisas semelhantes e até mesmo sobrepor atividades. A habilidade multitarefas é uma realidade que não vai mudar. Daí a necessidade de se impor multas para desestimular o uso do celular ao volante.

Para realizar qualquer atividade cerebral voluntária, a atenção é fundamental. Ela é sempre a etapa inicial da memorização. Prestar atenção significa conectar a percepção sensorial – feita por meio da visão, da audição, do olfato, do tato e do paladar – com o pensamento consciente, atribuindo significado à informação coletada por esses sentidos.

Quando a atenção é muito baixa, as sensações são encaminhadas diretamente às gavetas do cérebro inconsciente. Suponha, por exemplo, que você tenha conhecido o amor da sua vida numa viagem à praia. O cheiro de maresia estava presente o tempo todo durante essa experiência, porém você tinha coisas mais importantes para ocupar o pensamento. Até hoje o cheio do mar desperta em você um sentimento agradável, mas que você não sabe precisar de onde vem. Outras informações podem ser consideradas irrelevantes pelo cérebro, que simplesmente as descarta – a expressão "entrar por um ouvido e sair pelo outro" é uma metáfora muito adequada nesse caso.

De acordo com a bióloga e psicóloga norte-americana McKay Moore Sohlberg, a atenção pode ser classificada em cinco níveis.

> *Nível 1 – Focalizada:* consiste em canalizar para o plano consciente mental toda a entrada sensorial sobre um determinado evento ou assunto. É a concentração. Ocorre, por exemplo, quando um escritor se tranca por algumas horas – sozinho com seu computador (sem internet, obviamente) – e só sai do ambiente quando tem um capítulo do livro pronto. Esse nível de atenção proporciona a eficiência máxima na execução de uma tarefa.

*Nível 2 – Sustentada:* significa que o indivíduo presta atenção ininterrupta em algum evento – uma aula ou exposição, por exemplo – durante um período de tempo prolongado.

*Nível 3 – Seletiva:* ocorre quando a pessoa presta atenção numa conversa e esquece o ruído do ar-condicionado, por exemplo. A informação sensorial secundária é simplesmente ignorada pelo cérebro, que não a memoriza.

*Nível 4 – Alternada:* consiste em parar de prestar atenção em algo para focar em outra coisa, mas uma de cada vez. Por exemplo, ser interrompido para uma conversa presencial, enquanto se fala ao telefone com outra pessoa e depois voltar a falar com o interlocutor remoto. Não é preciso sequer desempenhar mais de uma atividade para alternar a atenção. Você pode ter o olhar fixo nesta página, porém sua atenção na leitura será interrompida caso a preocupação com as contas que vencem hoje levem seu pensamento para longe de vez em quando.

*Nível 5 – Dividida:* consiste em compartilhar o foco atencional entre dois ou mais assuntos ao mesmo tempo. Conversar com diferentes pessoas no chat do Facebook, assuntos diversos, ao mesmo tempo ou checar e-mail, postar e curtir notícias nas redes sociais, ver televisão e conversar com as pessoas ao seu lado, ao mesmo tempo, são exemplos pertinentes.

E por que executar tarefas múltiplas é um problema? Porque nosso cérebro simplesmente não dá conta disso. Para realizar qualquer serviço, ele recorre àquilo que a neurologia chama de memória operacional – mal comparando, o equivalente à memória RAM de um computador. Essa memória costuma ser suficiente para a execução de tarefas alternadas, porém não basta para realizá-las ao mesmo tempo. Quando o cérebro funciona em modo de atenção dividida, aprofundar-se em qualquer assunto é difícil por falta de memória operacional disponível. Assim, o resultado final de qualquer tarefa é inferior ao que seria obtido se a mesma atividade fosse realizada de forma individual, utilizando a atenção focalizada.

Um trabalho conduzido em 2009 pela Universidade de Stanford, nos Estados Unidos, constatou algo ainda mais preocupante. Pessoas habituadas a fazer tudo ao mesmo tempo agora nas mídias sociais tendem a ter um desempenho ruim também quando se exige delas a execução de tarefas alternadas. Isso porque elas perderam a capacidade de identificar a importância de cada uma dessas atividades. Assim, dividem a atenção de forma indiscriminada entre problemas urgentes e assuntos totalmente irrelevantes.

Aline sentiu na pele quanto o comportamento multitarefas pode ser problemático. Naquela noite, pelo menos duas das coisas que a estudante se propôs a fazer fracassaram totalmente: ela acabou sem conseguir pintar as unhas e não viu o e-mail que avisava sobre o fechamento temporário da boate. A sobrecarga ainda fez com que Aline se esquecesse completamente de comer ou abastecer a geladeira de casa – como consequência disso, ela precisou ir para a cama com o estômago roncando de fome.

Realizar muitas tarefas simultâneas não é produtivo. Existe a impressão de se ganhar tempo, mas esse tempo pode ser perdido mais adiante, quando você precisar melhorar algo que saiu malfeito na primeira tentativa. Quando for realizar alguma atividade que exija sua atenção e concentração, siga as neurodicas abaixo.

## NEURODICAS

- **Organização:** se você não tem uma agenda, arrume uma o mais rápido que puder. Use-a para fazer uma lista de atividades a serem executadas. Estabeleça prioridades para o dia, semana, mês e ano. Ou simplesmente: curto, médio e longo prazo. Você pode adquirir uma agenda comum, de papel, ou valer-se de alguma plataforma eletrônica – no smartphone ou no computador. A versão eletrônica é mais indicada para quem é muito desorganizado e nunca conseguiu fazer ou seguir uma agenda: a razão são os lembretes periódicos que esses programas podem enviar ao usuário, forçando-o a fazer o que precisa ser feito – ou admitir o fracasso. Siga a programação da agenda. E o mais importante: aceite a ideia de que irá realizar uma tarefa por vez.

- **Concentração:** desenvolva o hábito de focar. Retire de perto tudo o que pode distrair você. Deixe o celular com alguém pelo período de tempo em que estiver trabalhando concentrado – e peça para apenas ser interrompido se for caso de vida ou morte. Uma alternativa para isso é desligar o aparelho para pegar as mensagens depois. E mantenha a tentação da internet afastada. Caso a natureza da tarefa permita, faça toda a pesquisa necessária com antecedência e salve os resultados no HD do computador, para trabalhar desconectado da internet. Além de mais eficiente, é libertador!

- **Realização:** mesmo que você trabalhe por conta própria e não tenha nenhum chefe para lhe cobrar desempenho, estabeleça uma jornada com hora para começar, hora para terminar e um intervalo fixo para o almoço. O *home office* pode ser uma armadilha, principalmente se houver crianças em casa: qualquer pessoa em sã consciência prefere dar atenção ao filho a analisar uma planilha de Excel. Caso opte por trabalhar em casa, procure fazê-lo em um ambiente mais ou menos tranquilo, com uma porta que separe o escritório dos outros cômodos. Esteja você num emprego formal ou no *home office*, divida sua jornada de trabalho em segmentos de, digamos, meia hora: durante esses 30 minutos não provoque nem aceite interrupções. Após esse período, faça uma pausa para tomar o cafezinho, ir o banheiro e checar celular, e-mail e redes sociais.

- **Finalização:** seja duro consigo mesmo. Estabeleça um horário para começar e outro para terminar uma tarefa. Respeite esse horário. Não se sabote. Permita-se interromper o trabalho mesmo que não tenha ainda concluído a tarefa. Complete-a depois. Seu cérebro vai entender que você é justo com ele. Se isso ocorrer com frequência, reveja seu planejamento; você deve estar superestimando sua velocidade de trabalho. Volte para a primeira neurodica e organize-se melhor.

# VII. A NEUROCIÊNCIA DO AMOR E DA PAIXÃO

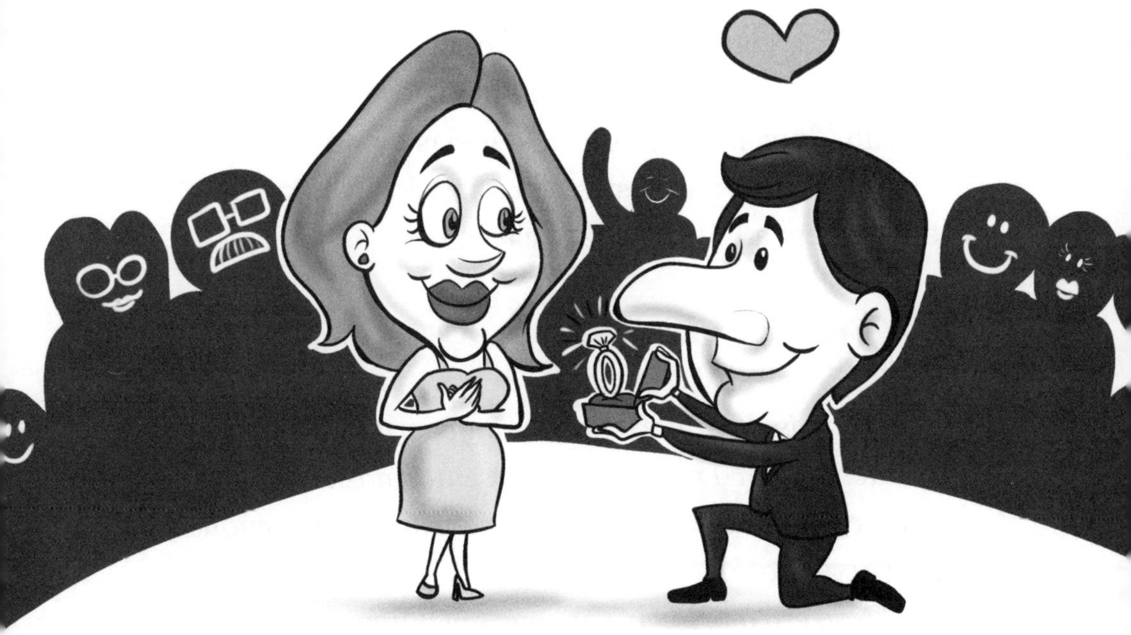

## Doutor, o que vou ler?

Atrair e cultivar bons relacionamentos é fundamental para uma vida feliz – e também para as saúdes mental e física. O amor é a emoção que alimenta o convívio próximo, físico e mental, entre duas pessoas sem vínculo familiar. A beleza física é a isca mais eficaz (existem outras, como veremos adiante) para que esse magnetismo interpessoal seja ativado. O comportamento do casal é o tempero que determina se a união será curta, longa ou só terminará com a morte de um dos dois. Neste capítulo, você vai entender as fases do relacionamento de um casal sob a visão da neurociência. Vai aprender a usar o seu cérebro para aventurar-se com inteligência num universo turbulento e cheio de armadilhas: é nele que moram a paquera, a conquista, o namoro, o casamento, as crises conjugais e o rompimento amoroso. E vai aprender que a paixão – por pessoas, objetos, ideias ou atividades – é o mais poderoso combustível da criatividade humana. Desde que bem administrada, é claro.

### *Era uma vez...*

*Depois do almoço de domingo, era tradição que todos deixassem a mesa e fossem sentar na sala. Dona Helena, avó de Aline, gostava de retirar a mesa enquanto passava o café.*

*Não era a primeira vez que seu namorado, Mauricio, participava daquele delicioso ritual em família – família de origem italiana, que promove longos almoços. Macarrão, vinho tinto e muita conversa. O volume das vozes era alto, e quem chegasse de fora poderia pensar que as pessoas estavam brigando. Mas não era briga nenhuma. Era somente a empolgação de uma família particularmente expansiva e calorosa.*

*Mauricio era cioso de seu desempenho como namorado-modelo. Assim que dona Helena começou a recolher a louça e os talheres, prontificou-se a ajudá-la a levar as coisas para a cozinha. Depois, foi socializar com os rapazes. Como tinha certa familiaridade com os tios e os primos de Aline, agrupou-se com os homens no canto da sala onde havia poltronas confortáveis e uma grande janela. Futebol, investimentos, planos futuros. Até mesmo um pouco de política. De uma forma livre, todos falavam enquanto aguardavam o café.*

*A ala feminina sentou em torno de uma mesinha no centro da sala para bater papo animadamente. Aline contava às primas como conhecera Mauricio. Descrevia a afinidade que o casal descobriu ter. Falava de como se sentia protegida e desejada por ele. Sua prima mais nova nem piscava, ouvindo com muita atenção a narrativa. Se alguém escutasse a conversa sem conhecer Mauricio, teria a certeza de que ele era um George Clooney ou um Brad Pitt. Um príncipe encantado. A realidade, entretanto, não era tão generosa assim com Mauricio.*

*De fato, Mauricio é um rapaz simpático, mas definitivamente não é bonito. O nariz grande e a boca pequena deixam seu rosto um tanto desproporcional.*

*Mas Aline sempre o achou lindo demais e ficava eufórica toda vez que ouvia a sua voz. Sempre que podia, mostrava fotos do namorado para as amigas que não o conheciam:*

*– Veja o Mauricio, que lindo!*

*Elas tentavam ao máximo mostrar entusiasmo com a beleza do moço, um teatro que poucas vezes era bem-sucedido. Aline percebia que as amigas não compartilhavam de sua opinião sobre Mauricio, mas não se importava nem um pouco com isso. Ela agora entendia o ditado popular: "Quem ama o feio bonito lhe parece".*

*Não vamos, porém, exagerar a feiura de Mauricio. O nariz adunco tinha seu charme. A simpatia e o sorriso solto o tornavam de certo modo atraente para as mulheres. Aline não gostava disso. Queria o namorado só para ela. Tinha algum ciúme, apesar de não haver motivo algum para isso – Mauricio era um parceiro devotado e fiel. Ainda assim, Aline se sentiria mais segura se o compromisso fosse mais firme. Ela nunca teria coragem de sugerir isso ao amado. Não era uma maria casamenteira. Se Mauricio pensasse isso dela, ele poderia ficar assustado e se afastar. E perdê-lo era a última coisa que Aline queria na vida. Ela sentiu um aperto no coração ao observá-lo de longe, enquanto ele trocava provocações futebolísticas com os outros homens, e ao imaginar essa possibilidade.*

*Os devaneios da jovem foram interrompidos pela entrada de dona Helena. Ela carregava a bandeja e o bule de prata que eram limpos minuciosamente todos os sábados. Na sala, a atenção de todos se voltou para mais um mimo gastronômico da matriarca: café e docinhos de leite.*

*Aproveitando o clima agradável, Mauricio ficou em pé, pediu a palavra e surpreendeu a todos:*

*– Meus queridos, me sinto tão bem aqui com vocês que vou fazer uma pergunta em público: Aline, meu amor, você quer se casar comigo?*

*Isso mesmo. Aconteceu assim. Foi de supetão que ela recebeu a proposta que mudaria seu estado civil. Mais que isso, que transformaria sua vida para melhor!*

*O ambiente ficou em silêncio por poucos segundos, que pareceram uma eternidade. Foi como se o tempo tivesse sido suspenso.*

*Aline sentiu um frio na barriga e uma felicidade súbita. Estava tão alto nas nuvens que ficou sem resposta. Também nem precisou falar nada. O abraço e o beijo responderam à altura. "Sim, aceito!" foi a mensagem.*

*Aquele dia foi muito especial. Uma nova etapa da vida amorosa do casal acabava de começar.*

*Todos se abraçaram. Neide, a mãe de Aline, não sabia se dava mais um beijo na filha ou se enxugava as próprias lágrimas, que caíam feito cascata. Gustavo, o pai, deu em Mauricio um aperto de mão que quase lhe quebrou os ossos. A mensagem era clara: "De agora em diante, é com você, rapaz. Eu confio em você para cuidar da minha filha". Ele abriu as portas do antigo gabinete e de lá tirou uma caixa preciosa. Dentro havia um vinho do Porto produzido no ano do nascimento de*

*Aline. A garrafa esperava havia muitos anos o momento certo de ser aberta. Aquele exato momento.*

*Dona Helena sorria satisfeita por casar a primeira neta. E pensava sorridente enquanto falava com as outras mulheres sobre o vestido da noiva:*

*– Bisnetos! É isso que falta para esta casa ter ainda mais alegria!*

*Mas isso é uma nova história...*

## Então fala, doutor!

O circuito cerebral que identifica a beleza é integrado ao circuito do amor. Quando se ama alguém, deseja-se que essa pessoa esteja por perto. Quando algo ou alguém é interpretado pelo cérebro como belo, isso também ocorre.

O significado biológico da beleza física é a tradução rápida da informação: "pessoa saudável com carga genética de boa qualidade que serve para reprodução". Pode parecer pouco romântico, mas do ponto de vista biológico é assim que funciona. É uma herança dos tempos em que lutávamos todos os dias por nossa sobrevivência. Mulheres gostam de homens fortes porque estes poderiam defendê-las de indivíduos hostis – humanos ou animais – enquanto elas cuidavam da prole. Homens apreciam mulheres de quadril largo porque isso aumenta suas chances de um parto bem-sucedido.

O ser humano é capaz de rever imagens e mudar de opinião. Conhecer melhor uma pessoa que não achamos muito bonita de início pode modificar radicalmente a imagem que tínhamos dela. Essa imagem, entretanto, é formada quase que instantaneamente no primeiro contato.

Um trabalho científico realizado na Espanha em 2013 mostrou que o cérebro humano, em especial o córtex órbito-frontal, decide em ¼ de segundo se uma imagem é bonita ou não. Num segundo momento, quando algo é considerado belo, o hemisfério cerebral esquerdo entra em sincronia elétrica – o que pôde ser verificado por magnetoencefalografia nos participantes do estudo.

Embora existam algumas regrinhas biológicas da atração física e outros tantos padrões socialmente aceitos para distinguir o bonito do feio, o julgamento estético é algo bem pessoal. Os fatores que levam alguém a amar outro indivíduo, também. Você já deve ter ouvido comentários maldosos sobre casais: "O que ela viu nele?" ou "O que ele viu nela?". Essa flexibilidade da apreciação estética é um poderosíssimo recurso para garantir a preservação da espécie. Se houvesse um consenso universal sobre quem é belo – e, mais importante que isso, sobre quem é muito feio –, os indivíduos menos populares não encontrariam parceiros sexuais. Apenas as pessoas consideradas bonitas se reproduziriam. Teríamos uma humanidade composta por top models? Muito pelo contrário: a redução da variedade genética favoreceria algumas mutações que poderiam acabar com a nossa espécie. Isso se a redução do crescimento vegetativo – pois, como sabemos, filho de lindo com linda nem sempre é lindo – não desse cabo da humanidade antes disso.

Quando duas pessoas se entendem muito bem no sexo, é comum dizer que rolou uma química entre elas. A sabedoria popular, mesmo intuitivamente, acerta em cheio nessa questão. "Como qualquer outro sentimento, o amor é regulado por fatores endócrinos", atesta o estudo *More Than Just a Kiss – A Neurobiological Perspective on Love and Affection* [Mais que Apenas um Beijo – Uma Perspectiva Neurobiológica do Amor e do Afeto], publicado em 2012 pela Universidade de Groningen, na Holanda.

Em outras palavras, quem manda no amor são os neurotransmissores e os hormônios. O principal entre esses hormônios é a ocitocina, produzida no hipotálamo e liberada pela glândula hipófise. Ela modula o funcionamento do cérebro, gerando afinidade entre as pessoas. Além de manter casais em harmonia, a ocitocina desempenha uma série de funções. Uma das mais importantes é produzir o vínculo entre mãe e filho. Ela também tem papel importante nas contrações uterinas de parturientes e na liberação do leite materno durante a amamentação.

Só que a euforia da fase inicial de um relacionamento amoroso não é o bastante para garantir que ele seja eterno. Casais se separam, e são raríssimas as pessoas que não tenham passado por um rompimento doloroso. Entre pessoas casadas de papel passado, as estatísticas de divórcio se aproximam de 30%. Para compreender um índice tão alto de relacionamentos que não dão certo, é necessário analisar as fases por que passa a vida de um casal.

No início, há o encantamento. O casal quer passar o tempo todo junto no primeiro estágio do relacionamento.

É a paixão. Nessa fase, a motivação é alta. A insegurança e a ansiedade também são. Existe uma supervalorização do parceiro – defeitos que incomodariam em outros indivíduos são relevados, e os pontos positivos ganham destaque exagerado. Há o desejo ardente. Qualquer dificuldade para ficar junto é facilmente sanada: não há distância que não possa ser vencida ou compromisso que não possa ser remarcado. Essa etapa dura cerca de seis meses. Às vezes, um pouco mais.

Neurologicamente falando, o circuito mesolímbico dopaminérgico trabalha muito em uma pessoa apaixonada. Esse nome complicado se refere à estrutura cerebral que detona mecanismos de prazer mediante algum estímulo. O estímulo pode ser a ingestão de chocolate. Podem ser drogas, como a cocaína. No caso dos amantes, é o contato com a pessoa amada, como demonstra o estudo *The Neurobiology of Love* [A Neurobiologia do Amor], do pesquisador britânico Semir Zeki. O sujeito que ama vive entorpecido com drogas produzidas pelo próprio organismo. Além da ocitocina, citada há pouco, existe a dopamina: ela regula o desejo. Há ainda a serotonina, que propicia a sensação de felicidade. A norepinefrina dá euforia. E a vasopressina faz com que o indivíduo tenha olhos somente para o objeto de sua paixão.

Ou seja, rola *muita* química entre um casal apaixonado.

Depois dessa fase, o casal encara uma etapa interessante. O estágio do amor romântico. Nesse segundo momento, existe redução da ansiedade, aumento da segurança, muito prazer e tranquilidade. É a melhor fase do relacionamento. Certos casais permanecem assim para sempre ou por pelo menos uns quatro anos, quando podem entrar em uma crise conhecida por “coceira dos quatro anos”.

A terceira etapa é conhecida por amor companheiro. Usualmente o desejo sexual não é tão acentuado, mas a intimidade e o compromisso permanecem acesos. As mulheres encaram melhor essa fase. Homens geralmente reclamam da diminuição da atividade sexual. Nesta fase, muitos casais já tiveram filhos. O compromisso faz com que sejam mais amigos que namorados. Claro que um namoro pode acabar antes desta fase, mas aqui o casal vive um momento crítico. O interesse sexual pode desaparecer totalmente ou ser canalizado para outras pessoas, culminando na infidelidade conjugal. Manias e picuinhas que antes eram consideradas engraçadinhas pelo parceiro agora o irritam progressivamente. Um número alto de relacionamentos não sobrevive a essas provações.

A ruptura é, geralmente, traumática. Ela é seguida de um período de reclusão que pode durar até dois anos, conhecido por fase de luto. Durante esse tempo, o relacionamento passado é analisado na tentativa de se descobrir quem errou em quê. Uma porção do cérebro, nos lobos frontais – denominada córtex órbito-frontal –, trabalha intensamente. O comportamento para um próximo relacionamento é modificado. Muitas vezes, experimenta-se a tristeza, a angústia e a decepção. A pessoa fica dominada por esses sentimentos negativos até que a autoestima e a imagem perante família e amigos sejam recuperadas.

É óbvio que manter a amizade, após o término de um relacionamento amoroso sério, é uma atitude sábia. Muito tempo e emoção foram investidos. Não tem por que jogar fora toda essa "poupança" de trocas e experiências conjuntas. Numa separação, independentemente da causa, a situação não é confortável para ninguém. Depositar ódio e frustrações no outro não vai melhorar esse quadro.

Casais que chegam à terceira idade com um bom relacionamento conjugal desfrutam juntos da família e do círculo de amizade construído em cumplicidade. Além de contar com dois cérebros harmônicos, que funcionam em sincronia.

Aline e Mauricio estão na fase do amor romântico. Percebe-se o que existe de positivo na relação: carinho, desejo sexual e intimidade. O passo que estão dando, com o casamento, é de aumento do compromisso social. Não é uma garantia de amor eterno, nem de felicidade plena, mas de uma parceria de vida.

Nesta história feliz, quero que você preste atenção neste momento especial da vida de Mauricio e sua noiva Aline. O cérebro de cada um está vivenciando a consolidação de uma paixão, com o compromisso firmado: casamento.

O estado de paixão faz com que a motivação e a vontade de viver aumentem, principalmente se o sentimento for recíproco. Nesse estado, o cérebro funciona de forma diferente. Tudo faz sentido, todos os sinais são identificados e interpretados. Não há preguiça nem mau humor quando o assunto é a pessoa amada.

Esse estado é necessário para um time ganhar uma partida, para um candidato passar no vestibular ou até mesmo para um paciente neurológico melhorar com a reabilitação multiprofissional. Pense nisso.

Quantas vezes você já se apaixonou? Lembra-se de detalhes e histórias?

Ao viver essa experiência, o circuito de recompensa cerebral fica focado no relacionamento. No desejo de estar perto. Na vontade de que aquela situação nunca mude. Que tudo dure para sempre. Este é um estado natural de motivação máxima. A paixão vale a pena!

## NEURODICAS

- Cada relacionamento tem sua própria história, mas estudos do comportamento humano indicam um padrão de quatro fases sequenciais: paixão, amor romântico, amor companheiro e ruptura. Se você acumula rompimentos sem nunca ter passado pelo amor companheiro (ou mesmo pelo amor romântico), pode ser simplesmente pelo fato de ainda não ter encontrado a pessoa certa. A metade da laranja. Mas também pode ser que exista algum problema na forma com que você conduz sua vida sentimental. Faça uma análise de seu histórico amoroso. Identifique comportamentos recorrentes que possam ter contribuído para o fracasso das suas relações. Não faça drama nem caia na armadilha da autocompaixão. Evite também a tentação de depositar toda a culpa em seus ex-parceiros: ainda que todos tenham sido péssimos para você, foi você quem os escolheu, certo? Existe um problema evidente de escolhas ruins, um padrão de comportamento autodestrutivo que pode e deve ser revertido. Este não é um exercício fácil, pois o autoconhecimento pode ser doloroso. Se tiver dificuldade em fazê-lo sozinho, procure um psicólogo. Só não tenha vergonha de si mesmo: todo mundo precisa de ajuda de vez em quando.

- Um dos segredos dos relacionamentos duradouros é a tolerância. Na fase da paixão, com o cérebro inebriado por um coquetel de hormônios, você deixa de enxergar os defeitos da outra pessoa. Ou melhor, enxerga-os e registra a informação no plano racional, mas não a cataloga na gaveta emocional dos comportamentos que lhe causam aborrecimento. Digamos que a falta de pontualidade seja uma característica muito irritante para você. Mas então você se apaixona por uma pessoa tão avoada que nunca consegue chegar na hora certa em um compromisso. Nos primeiros meses, você acha até engraçado. Mas aí o efeito das drogas da paixão começa a diminuir, e você começa a ficar incomodado com a falta de pontualidade do seu amor. Encara-a como um desrespeito pessoal. Você se queixa com seu parceiro, que promete tentar mudar. Mas não consegue. Você acha realmente que é o caso de guardar rancor por uma coisa dessas? O acúmulo desse tipo de emoções negativas pode gerar um peso enorme e fazer um relacionamento sólido desmoronar. Não se deixe irritar tanto com pequenas perturbações. Lembre-se de como era quando tudo começou, quando você dava risada com o tubo de pasta de dente apertado no lugar errado e com a toalha molhada em cima da cama. Raciocine: o que você ganha ao cobrar mudanças de comportamento que não vão acontecer? Ou será que, pelo contrário, você tem uma coisa específica a perder? Reflita: ao se aborrecer com as manias do parceiro, você não estaria descontando nele alguma frustração *sua*? Deixar passar é aumentar as chances de um relacionamento mais duradouro. Mas não só isso: aplique essa filosofia para tudo – trabalho, amigos, família – e você terá uma vida melhor em todos os sentidos.

- Quase todo mundo já viveu uma decepção amorosa. É uma experiência dura, porém instrutiva. Não se deixe levar pelas emoções negativas e pelo pensamento autodestrutivo. Sabe a paixão e sua química do prazer? Pois bem, uma das razões do seu sofrimento é a síndrome de abstinência: seu cérebro está sendo privado do fornecimento regular das substâncias que lhe causavam bem-estar. Se entender o problema no nível neuroquímico não resolve o problema, busque experiências que levem você de volta à percepção normal da realidade. Mire-se em amigos que passaram por rompimentos e superaram o luto –

seja com novos relacionamentos, seja como solteiros felizes. Você perceberá que, ao contrário do que sua mentalidade envenenada tenta lhe fazer acreditar, o mundo não vai acabar. Em breve você vai se reerguer. E quanto mais rápido você percebe isso, mais rápido sai da fossa. Por último, não queime pontes. O melhor caminho é reconstruir, por meio da amizade sincera, o relacionamento com a antiga paixão.

- Ninguém é obrigado a ser hétero, gay, namorar, casar, ter filhos, ter netos, levar a vida amorosa desta ou daquela maneira. Se você não se encaixa em nenhum desses padrões, isso não é um problema em si. O problema começa quando você sofre por não se adequar àquilo que você pensa que o mundo espera de você. Ninguém é obrigado sequer a ter uma vida amorosa – haja vista padres, monges e outras pessoas que vivem em celibato e em paz. Escolha aquilo que for melhor para você e não dê atenção demais à opinião alheia.

- Estar apaixonado é estar motivado. Estar motivado é estar apaixonado. Como seres humanos, conseguimos pensar e entender isto num nível de consciência maior que o biológico (sexual). Aplique esse raciocínio na sua vida. Apaixone-se por seus sonhos.

- Dito isto, tenha algum cuidado com a paixão – no amor ou em qualquer aspecto da vida. Ela é uma emoção muito poderosa, que pode ser prejudicial se estiver fora de controle. O ser humano apaixonado enxerga o mundo por uma óptica própria. A química pesada que inunda a corrente sanguínea altera a capacidade de julgamento do cérebro. O apaixonado, quando se deixa levar totalmente, subestima coisas essenciais e valoriza demais o que pode ser irrelevante. Portanto, apaixone-se, mas procure manter pelo menos a ponta dos pés no chão. Manipule essa energia a seu favor e viva melhor.

# VIII. O PODER DO PERDÃO

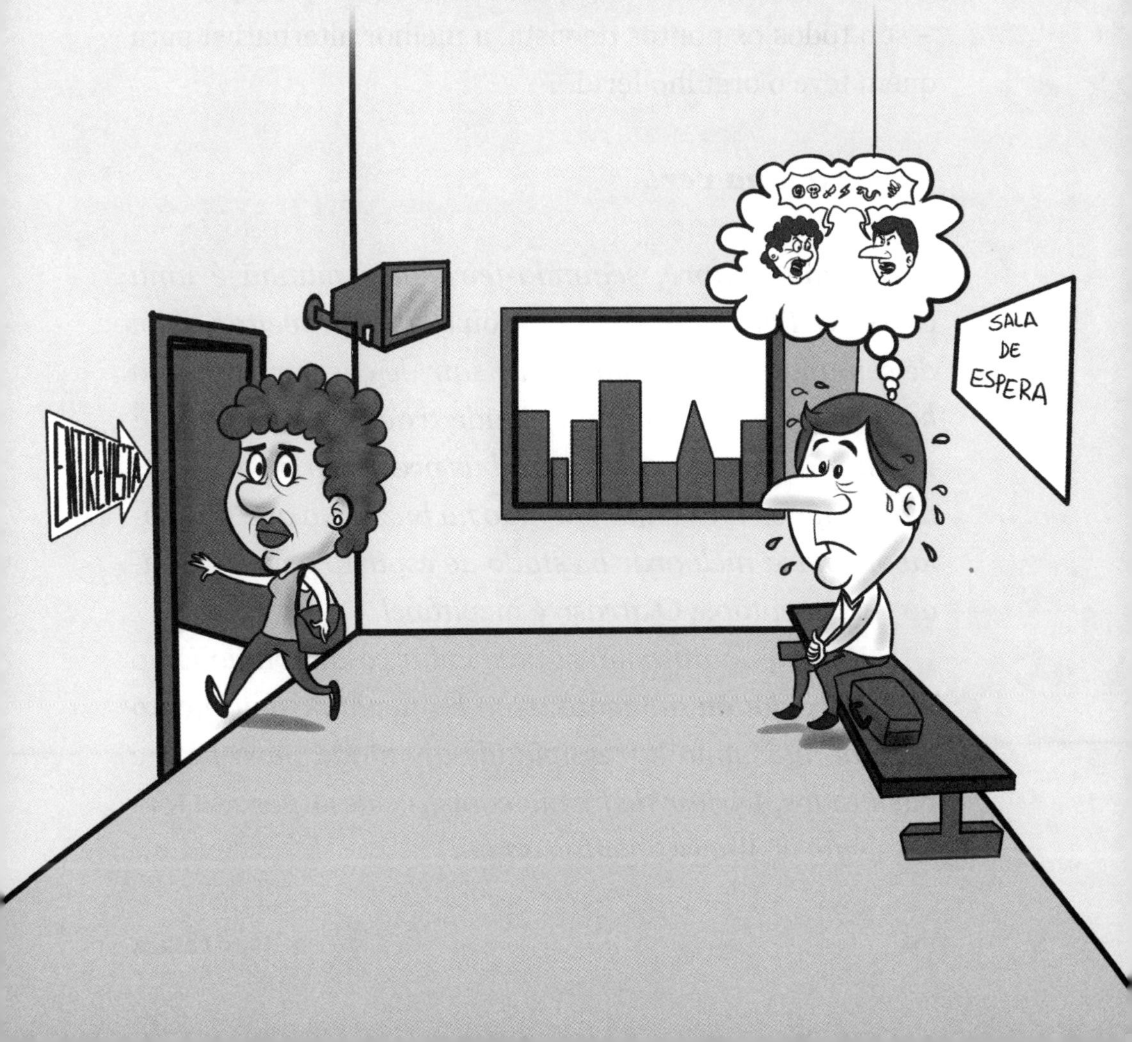

## Doutor, o que vou ler?

A reação espontânea e imediata de qualquer pessoa, quando se sente ofendida, é fugir ou retrucar a ofensa. Quando há tempo para pensar no ocorrido, no entanto, isso não é mais um ato reflexo. A reação à ofensa torna-se uma decisão consciente, que deve levar em conta as possíveis consequências. Nessa circunstância, o ofendido vê-se diante de duas opções: perdoar ou vingar. Neste capítulo você vai entender como funciona o circuito neurobiológico da vingança e irá aprender estratégias para perdoar – sob todos os pontos de vista, a melhor alternativa para quem teve o orgulho ferido.

### *Era uma vez...*

*Como sempre, segunda-feira pela manhã é uma correria. Parece que todos resolveram aproveitar o fim de semana até a última gota e sair de casa em cima da hora, ao mesmo tempo. A cidade trava, fica parada. É um mar de carros, motos e ônibus presos no trânsito. Os mais impacientes enfiam a mão na buzina, o que não colabora para melhorar o estado de espírito geral. Quando chove, então... O atraso é inevitável.*

*Dentro do automóvel particular, o individualismo de cada cidadão aumenta. Não há nenhum sentimento pessoal, mas uma agressividade apontada para tudo e para todos. Dirigir de forma egoísta e desesperada torna-se um comportamento comum.*

*Mauricio precisava estar às oito horas em ponto, dentro de uma empresa onde seria entrevistado para um novo emprego. Era tudo de que precisava neste exato momento da vida. Iria ganhar mais, além do fato de que passaria a trabalhar na sua área de atuação – o emprego atual tinha muito de finanças e administração, porém pouco de engenharia. Nada mau para quem tem a intenção de se casar dali a pouco e constituir família dentro de alguns anos.*

*Ajustou o alarme para as seis horas e, ao acordar, tomou banho e café com calma. A pressa e o estresse só atrapalhariam na entrevista. Saiu de casa às sete, o que lhe dava uma folga de mais ou menos meia hora: o escritório ficava a 20 minutos de distância num dia bom. Mas aquele não era um dia bom. Chovia, os ônibus estavam em greve e o trânsito ficou especialmente ruim. Uma hora de antecedência não foi o bastante...*

*Faltavam cinco minutos para as 8 horas, e as duas quadras que restavam até o destino eram intransponíveis. Mauricio viu um estacionamento bem ao lado. Faria a pé os quarteirões restantes. Parou o carro e saiu correndo. Quem o visse da rua pensaria que ele estava tentando bater o recorde mundial dos 200 metros com barreiras. Eis que uma dessas barreiras, a dez metros da linha de chegada, era uma senhora que caminhava de forma hesitante enquanto digitava algo no smartphone e carregava o guarda-chuva com a outra mão. Mauricio a viu de longe, porém seu cérebro de engenheiro não foi capaz de calcular a trajetória errática da pedestre – distraída, ela ora ia para o lado externo da calçada, ora se posicionava junto à entrada dos prédios. Em seu pique para não chegar atrasado, ele deu um encontrão dos bons na mulher. Fez voar celular, guarda-chuva, pasta de documento, tudo o que ela carregava. A reação de indignação foi imediata. Ouviu-se em alto e bom-tom uma voz feminina irada:*

*– Idiota!*

*Mauricio, que já estava ansioso, não teve dúvidas. Soltou o vozeirão e retrucou:*

*– Idiota é você, minha senhora, que anda sem rumo pela rua! Vai olhar o celular quando estiver em casa!*

*Nem parou para ajudar a mulher a recolher as coisas que ele havia derrubado. Murmurou consigo mesmo:*

*– Onde já se viu? Bêbada a esta hora da manhã de uma segunda-feira?*

*Ele entrou no prédio sem olhar para trás e se recompôs. Apesar de tudo, deu tempo! Identificou-se na portaria, subiu de elevador e entrou na sala de espera da empresa. Segundos depois, passou pela portaria a mesma mulher com quem ele havia batido boca na rua. Com cara de poucos amigos, ela abriu a porta da sala de entrevistas e entrou. Mauricio engoliu em seco. Por causa de uma explosão emocional, seu futuro profissional estava em risco.*

*A recepcionista atendeu um telefonema e foi em direção à sala de entrevistas. Voltou depois de dois minutos para anunciar:*

*– Senhor Mauricio, infelizmente precisaremos cancelar sua entrevista.*

*Ele engoliu em seco novamente. Ela prosseguiu:*

*– Nossa entrevistadora teve um problema pessoal. É a saúde de um parente próximo. Ela foi avisada por mensagem de texto agora mesmo, enquanto se dirigia para a empresa. Mil desculpas. Posso agendar para daqui a uma semana, no mesmo horário?*

*Mauricio engoliu em seco pela terceira vez. Sentia-se horroroso. Culpado. A mulher estava desorientada porque havia recebido uma notícia terrível, não porque houvesse bebido. E ele se comportara como um insensível, para dizer o mínimo.*

*Uma semana talvez fosse o suficiente para remediar o estrago. Mauricio mal dormiu aquelas sete noites, angustiado pela espera do desfecho da situação – qualquer desfecho lhe traria alívio, mas ele ainda queria o emprego. No domingo, pensou: faria uma surpresa para se desculpar com a entrevistadora. Isso vai contra a etiqueta dos recursos humanos, mas o protocolo, convenhamos, já havia sido quebrado com aquele encontrão na calçada. Resolveu arriscar.*

*Dessa vez, a cidade parecia abandonada na manhã de segunda-feira. Vá entender. Mauricio chegou à empresa em 15 minutos e ficou matando tempo em um café, para não parecer ansioso demais. No horário exato, subiu e foi encaminhado diretamente para a sala onde faria a entrevista.*

*Recebeu-lhe um homem calvo, de bigode, um tanto gordo. Ele fez um gesto com as mãos para que o candidato entrasse. E começou a falar:*

*– Senhor...*

*O entrevistador procurava o nome do candidato em seus papéis.*

*–... Mauricio! Bom dia. Diga-me uma coisa antes de começarmos. Estou intrigado. Para quem são as flores?*

*Mauricio ficou completamente sem graça:*

*– Mas... o que houve com a senhora que me entrevistaria na semana passada?*

*O funcionário tirou os óculos para limpá-los:*

*– A dona Cândida? Está fazendo uma entrevista em outra empresa neste momento. Somos uma companhia terceirizada de RH, e atendemos nossos clientes de acordo com a disponibilidade do pessoal.*

*Mauricio escondeu as flores e conseguiu desviar o assunto da conversa. Conseguiu também a vaga. O que ele nunca conseguiu foi descobrir o que lhe diria dona Cândida, com quem trocou ofensas, caso ela o entrevistasse.*

**Então fala, doutor!**

Sempre que algo ou alguém invade nossa área de segurança física ou mental, a sensação de alerta prevalece. Soam os alarmes do cérebro. Todas as tropas são convocadas para reagir. O estado de emergência é instalado. Toda energia cerebral vai para as forças de combate ao perigo, que precisam atuar prontamente. Isso resulta em um blecaute na nossa capacidade de refletir friamente sobre os fatos.

Frente a uma agressão física, emocional ou psicológica, automaticamente entram em ação as amígdalas cerebrais. Estas são as portas de entrada para o sistema límbico – o circuito cerebral responsável pelas emoções. Com base em um cálculo sumário de risco, uma de duas emoções predomina: a raiva ou o medo. Quando a raiva prevalece, o comportamento de contra-ataque imediato é colocado em curso. Porém, se o medo prevalece, o cérebro ordena ao corpo que se prepare para fugir. Isso é uma resposta imediata. É praticamente um reflexo comportamental, vinculado ao instinto de sobrevivência. Em pleno século XXI, agimos como trogloditas assustados com a presença de um animal. Não há o que fazer, é a biologia.

Quando Mauricio empurrou a mulher e derrubou suas coisas, a discussão que se seguiu instantaneamente foi uma resposta imediata. Não houve vingança. Bater boca depois de episódios assim é algo que pode ser evitado, apesar de nem sempre ser fácil manter o sangue-frio.

Trata-se de se ter ou não ter autocontrole. A reação *natural* do ser humano é reagir sem pensar, mas convenhamos que já temos alguns milênios de civilização nas costas. O autocontrole depende muito do temperamento de cada indivíduo, ainda que mesmo os sujeitos mais esquentados possam ser treinados. Existem métodos para conter reações explosivas. Meditação, gerenciamento dos pensamentos, terapia cognitivo-comportamental e hipnose são algumas das táticas usadas para modular a ativação inicial das amígdalas e, com isso, evitar a explosão comportamental imediata.

A grande vantagem do autocontrole é não precisar lidar com os prejuízos causados nos relacionamentos por esses rompantes. Quem já estourou em uma situação inadequada e pagou o preço sabe muito bem do que estou falando.

Num momento posterior, após o comportamento reflexo inicial, o cérebro nos impõe mais uma escolha: perdoar a pessoa que nos ofendeu (ou que achamos que nos ofendeu) ou buscar vingança. Aqui temos uma decisão bem mais elaborada. Um julgamento que implica manipular ideias, sensações e emoções memorizadas de experiências anteriores. Que se relaciona com o autocontrole em longo prazo e com a capacidade de previsão para possíveis desfechos que a trama possa sofrer. Os lobos frontais trabalham esses conceitos e são os responsáveis pelo planejamento e pela execução da tarefa de perdoar ou de se vingar. O tempo dessa tomada de decisão varia imensamente. Algumas pessoas refletem e perdoam – ou começam a arquitetar a vingança – segundos após o desentendimento; outras passam o resto da vida remoendo mágoas.

Ao perceber que a mulher com quem brigou o entrevistaria, Mauricio desejou fortemente ser perdoado. Perdoado por três motivos. Primeiro, por ter-lhe dado um empurrão e derrubado suas coisas no chão molhado; segundo, por ter gritado com ela; terceiro, por ter abalado ainda mais a paz emocional daquela mulher que, ele veio a saber depois, já estava fragilizada por uma situação difícil. Dos três motivos, o último é o mais difícil de lidar.

É também o que menos depende, de fato, de quem ofendeu. O desfecho de histórias como a de Mauricio depende muito da maturidade emocional do ofendido. No caso específico dele, o *grand finale* seria definido de acordo com a capacidade da mulher de separar os assuntos profissionais das emoções pessoais.

Se a entrevista fosse feita logo depois da discussão, seu desfecho ainda dependeria de a mulher estar aberta ou não a refazer o julgamento da primeira impressão. Mas Mauricio foi agraciado com dois golpes de sorte: a primeira entrevista foi cancelada, e a segunda, realizada por outro profissional. Ele nunca saberá se foi ou não perdoado (eu tenho um palpite sobre isso: leia mais à frente nas *Neurodicas*).

E qual é a melhor atitude a se tomar em uma situação dessas? Respondo sem sombra de hesitação: perdoar.

Frente uma ofensa consolidada, quando se escolhe o perdão, o controle da situação continua sendo seu. Por isso, você permanece livre. Quando a vingança é escolhida, sua energia psíquica fica totalmente comprometida com a causa. Você não é mais livre, torna-se um refém da vingança. Retrucar virou uma meta que ocupa a capacidade produtiva do cérebro: seus lobos frontais estão empenhados nessa missão que você mesmo escolheu, com base naquilo que você considera justo.

Na sociedade, a Justiça – representada por um sistema de leis e execuções penais que varia de acordo com a cultura – serve para dosar a vingança, aplicando-a do modo mais impessoal possível. É uma forma de compensar um dano perpetrado por algum membro do grupo social contra outros indivíduos ou contra o interesse público.

É claro que a Justiça moderna não se vale somente de recursos vingativos – muitas vezes, a proporcionalidade da reação é deixada de lado para priorizar a reintegração do cidadão à sociedade. Pense em um jovem que cometa pequenos furtos, por exemplo. Colocá-lo na cadeia, em contato com criminosos de verdade, significa aumentar muito suas chances de se tornar um ladrão para o resto da vida. Mais eficientes são as penas de trabalho comunitário.

Nos tempos antigos, entretanto, Justiça e vingança andavam lado a lado. A lei de talião, que vigorava em várias civilizações da Antiguidade, tinha como princípio básico o "olho por olho, dente por dente". Ou seja, estabelecia uma resposta igual, em natureza e intensidade, à ofensa cometida. Se o cidadão roubava uma galinha, perdia uma galinha; se roubava seis galinhas, perdia seis galinhas; se matava alguém, seria morto.

O pensamento cristão apresenta uma evolução importante no conceito de Justiça ao incluir nela a noção de perdão. Em um episódio do Novo Testamento, Pedro pergunta a Jesus:

– Senhor, quantas vezes devo perdoar a meu irmão, quando ele pecar contra mim? Até sete vezes?

Jesus responde:

– Não te digo até sete vezes, mas até setenta vezes sete.[1]

---

1. Mateus, 18:21,22.

Você não precisa ser cristão nem seguir qualquer religião para admitir que esta é uma mensagem bonita. Tampouco precisa ter vocação para santo se quiser praticar o perdão. Faça-o por uma razão prática e, até certo ponto, egoísta: perdoar faz bem para o seu cérebro e para o seu corpo.

Perdoar reduz raiva, dor, depressão e estresse, como apontam os resultados das pesquisas do psicólogo Frederic Luskin, da Universidade Stanford, na Califórnia. Leva a sentimentos positivos como otimismo, esperança, compaixão e aumento da autoestima. Muitos outros trabalhos científicos também mostram os benefícios que o perdão traz à saúde. Pacientes com estresse, fibromialgia, síndrome da fadiga crônica e hipertensão arterial melhoraram clinicamente com o exercício do perdão.

Agora, nada disso funciona se o perdão for de mentira, falso, da boca para fora. Veja a seguir algumas neurodicas para aprender a perdoar sinceramente e viver melhor.

## NEURODICAS

- Para não precisar decidir entre o perdão e a vingança, a melhor coisa é evitar a ofensa. Reações explosivas trazem muito prejuízo à pessoa que não tem autocontrole emocional. O perigo de ofender um oponente disposto a levar a briga ao nível da agressão física – ou até do uso de armas – é real. E uma frase infeliz dita na hora errada pode custar o emprego, o relacionamento ou uma grande amizade. Não vale a pena. Um exercício simples de autocontrole é o manjado “conte até 10”. Não porque haja algo de especial ou mágico nesse número. Mas duas coisas muito importantes ocorrem quando você se obriga a esperar alguns segundos antes de reagir a uma aparente ofensa. A primeira é que você ganha tempo para acalmar-se, dissipando o estado de confusão mental gerado pelo ódio. A segunda é a possibilidade de avaliar melhor o que de fato ocorreu, pois quase nada é o que parece ser à primeira vista. Pense nesta situação: seu carro é fechado por outro, que invadiu sua faixa sem sinalizar. Os dois veículos colidiram, e houve pequenos prejuízos materiais de ambas as partes. Você tem a razão no episódio, já que manteve a sua trajetória e foi atingido. Porém, se já descer de seu carro xingando o outro motorista, negará a ele a chance de contar a sua versão dos fatos. É possível que ele tenha feito a manobra brusca para evitar atropelar um cachorro, por exemplo. Não teve jeito: o conflito se instalou. Agora você precisa decidir se vai perdoar a pessoa que o ofendeu ou se vai atrás de vingança. Não se precipite. Pare, respire devagar e reflita sobre as seguintes questões:

a) O que você ganha com a vingança? Causar dor em alguém vai anular a dor que essa pessoa causou em você?

b) Violência gera violência? Existe a possibilidade de essa vingança detonar outra vingança? Isso pode dar origem a um ciclo interminável de retaliações? Você quer viver assim?
c) Perdoar com sinceridade é uma atitude mais amorosa e evoluída?
d) O arrependimento sincero da pessoa que causou a ofensa pode influenciar a sua decisão sobre o perdão ou a vingança?
e) Quem perdoa fica livre, emocionalmente, daquela situação desagradável de cólera, raiva e indignação?

- Antes de optar pela vingança, pense nestas vantagens de perdoar sinceramente:
  a) Você terá pensamentos mais tranquilos;
  b) Não sofrerá ansiedade;
  c) Sentirá bem-estar por ter feito uma boa ação;
  d) Experimentará a doação, a caridade com o outro.

- Compartilhe a situação com pessoas de sua confiança – familiares ou amigos. Não é preciso fazer uma enquete nas redes sociais nem tornar o caso público: duas pessoas são o suficiente para tratar do problema com discrição. A opinião de pessoas que enxergam o ocorrido de uma perspectiva externa vai ajudar você a compor um quadro mais fiel dos acontecimentos. Você vai identificar com mais clareza os próprios sentimentos e os fatores que os provocaram. Assim, sua percepção do tamanho do problema diminuirá.

- Em algumas situações, não cabe a você vingar ou perdoar, mas esperar pelo perdão de quem você feriu. Esta é a posição de Mauricio. Em outros casos de conflito, não fica claro quem ofendeu: todos se sentem ofendidos. Quando é você quem está sob julgamento, a pior postura possível é evitar a autocrítica. Não tente provar seus pontos com argumentos que, você sabe lá no fundo, são furados. Avalie seu comportamento do modo mais neutro possível e peça a opinião de uma pessoa muito íntima – íntima a ponto de não ter medo de ser sincera com você. Ouça, reflita e tire suas conclusões. Caso perceba que errou feio, admita. E procure, humildemente, a pessoa ofendida para pedir desculpas. Você não tem como saber se será ou não perdoado, mas já fez a sua parte. Como o perdão, o arrependimento sincero também traz paz de espírito.

- Entenda: perdão não significa, necessariamente, reconciliar-se com a pessoa que o prejudicou. O que você está buscando é encontrar a paz. Pense na mulher ofendida por Mauricio. O fato de outra pessoa tê-lo entrevistado depois do episódio pode ter sido uma manobra evasiva. Uma atitude esperta diante de uma situação difícil de resolver. Caso ela falasse com o candidato, talvez não tivesse o equilíbrio emocional requerido para lidar com a situação. A briga da semana anterior poderia interferir na avaliação. Passar a tarefa para outra pessoa pode ter sido um modo de colocar uma pedra em cima do assunto – o que, para efeitos práticos, é o mesmo que perdoar.

- Não fique obcecado com o que ocorreu no passado e, portanto, não pode ser consertado. Lembre-se: a vida bem vivida é a melhor vingança. Focar o pensamento nos seus sentimentos feridos vai dar, à pessoa que lhe causou dor, poder sobre você. Em vez de remoer ressentimentos, aprenda a perceber o amor, a beleza e a bondade que existem ao seu redor.

# IX. COMO ENRIQUECER E PERDER PESO

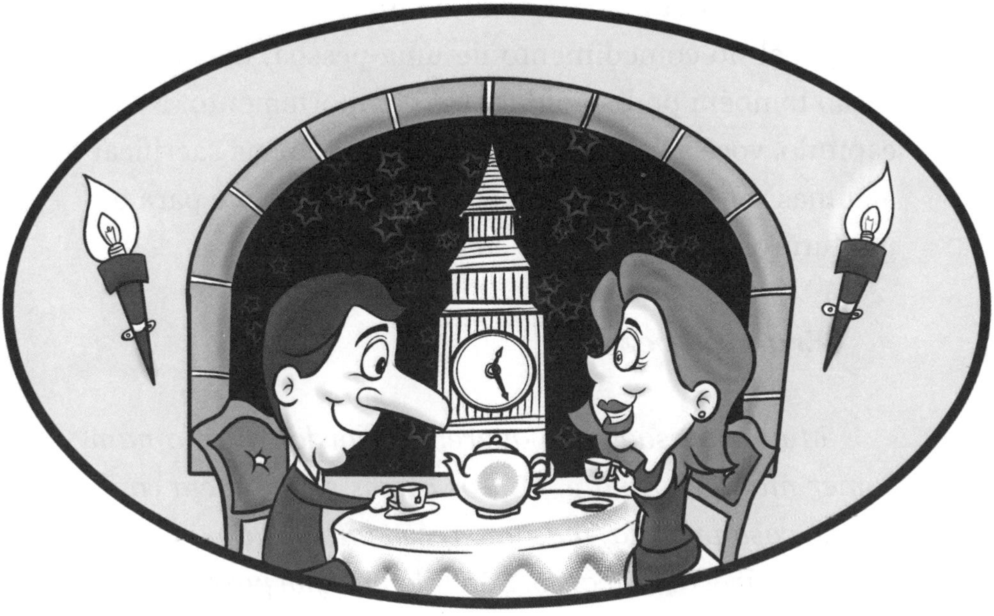

## Doutor, o que vou ler?

Aposto que o título deste capítulo lhe chamou a atenção. Quase todo mundo quer ser rico e magro. Acumular dinheiro e perder peso não são tarefas complicadas. Pode-se afirmar que são bem simples, pelo menos na teoria. Envolvem operações matemáticas muito primárias: para acumular bens, basta gastar menos do que se ganha; para emagrecer, há de se consumir menos energia do que o corpo gasta. Quando postas em prática, contudo, ambas as missões dependem do autocontrole – característica intimamente associada às pessoas bem-sucedidas. É preciso ter autocontrole para não gastar todo o salário nem comer demais – duas coisas que ativam nossos circuitos cerebrais do prazer. A genética tem seu papel no comedimento de uma pessoa, mas a educação também pode moldar esse comportamento. Neste capítulo, você vai entender por que vale a pena sacrificar algumas roupas novas e uma barra de chocolate para ter um futuro mais saudável e confortável.

### *Era uma vez...*

*Muitas pessoas não querem engordar, mas amam comer muito chocolate. Muitos casais sonham em comprar a casa própria, mas não resistem mais do que dois anos sem trocar de carro. São dilemas que parecem banais, mas a autogestão dos recursos energéticos (comida e dinheiro) é fundamental para o progresso material.*

*Ser magro e rico é o que todo mundo quer – porém poucas pessoas se dispõem aos sacrifícios embutidos nessas tarefas.*

*Com Aline e Mauricio, a disciplina funcionou. Eles guardaram dinheiro. Dois anos se passaram, e o dia do casamento chegou. A cerimônia foi pequena, teve apenas convidados selecionados. Mas a viagem de lua de mel foi de causar inveja. Um mês inteiro viajando pela Europa. Cinco países bem visitados: Portugal, Espanha, França, Itália e Inglaterra. Não houve contenção de despesas. Em Portugal, hospedaram-se em palácios e beberam os melhores vinhos; na Espanha, visitaram alguns dos restaurantes mais premiados do mundo e fizeram um curso relâmpago de dança flamenca; na França, aproveitaram com estilo a beleza da Provença e esquiaram nas neves alpinas; na Itália, foram a concertos, à ópera e abasteceram o apartamento com objetos de design; na Inglaterra, deram-se ao luxo de viver como membros da família real.*

*O custo foi alto, se você contabilizar em euros ou em libras esterlinas. Por outro lado, o casal ganhou memórias agradáveis e experiências acumuladas para o resto da vida. Houve quem ficasse realmente com inveja. Como eles puderam pagar uma viagem assim?*

*As pessoas próximas a Mauricio e Aline acompanharam a lua de mel pelas fotos que o casal postava, diretamente da Europa, nas redes sociais da internet. Quem os viu jantar nos restaurantes de* haute cuisine *em Paris não sabia que o casal passou dois anos sem fazer refei-*

*ções fora de casa para poder pagar o mimo. Mauricio levava uma marmita para o escritório todos os dias; Aline passou a frequentar a casa dos pais com regularidade, para pôr a conversa em dia – e jantar de graça. Os noivos também cortaram as viagens. Só compraram o essencial em roupas e eliminaram os gastos onde dava: assinatura de revista, TV a cabo, academia de ginástica. Nada disso foi parar no Facebook, é claro. Quem os via na boa-vida na Europa pensava que eles estavam repentinamente ricos – ou loucos.*

*O casamento é uma mudança drástica na vida. Não só porque transforma radicalmente a rotina das pessoas, mas também porque exige anos de planejamento, muita energia e muito dinheiro. Os casais e suas famílias fazem escolhas para aplicar esses recursos. O melhor é dar uma grande festa de casamento e fazer uma lua de mel modesta, no interior? É comemorar com comedimento e investir na viagem, como fizeram Aline e Mauricio? É casar-se no cartório, sem festa, e guardar o dinheiro para comprar um imóvel? Ou seria distribuir a verba disponível de forma equilibrada?*

*Estas são perguntas sem uma resposta definitiva. O casal sabe o que é melhor para ele. O importante é que a conta feche no final.*

*Mauricio e Aline decidiram investir no relacionamento interpessoal, em fortalecer o laço que os une. O objetivo da viagem foi criar o marco zero da vida de casados. Saíram-se muito bem, tendo em conta que eles não se deixaram levar pelo impulso na hora de gastar a metade do patrimônio que haviam acumulado. Todos os fatores foram ponderados de forma racional. Os noivos precisaram abrir mão de algumas coisas para ganhar outras. Ao voltar de viagem, instalaram-se temporariamente no apartamento dos pais de Aline: para pagar a reforma do novo lar – alugado –, Mauricio abriu mão do imóvel onde morava sozinho. A noiva, que àquela altura já estava formada e empregada, fez o mesmo. Enquanto durasse a obra, o casal não teria privacidade.*

*Eles agiram bem? Mais uma vez, não existe resposta correta. Mas funcionou para Aline e Mauricio. Entender escolhas, gerenciar a ansiedade e administrar resultados são atitudes que dão certo para qualquer um. A questão é estabelecer prioridades. Comer todos os deliciosos bombons de chocolate agora ou entrar na calça jeans em um mês? A escolha é sempre sua.*

## Então fala, doutor!

Aprender como o cérebro funciona proporciona uma vida melhor. Este é o objetivo deste livro, aliás.

Para administrar melhor seus próprios recursos, um ótimo ponto de partida é saber quais são as suas necessidades reais – e como o cérebro se comporta para administrar tais necessidades.

O cérebro responde pela administração do corpo. E, quando se trata de corpo humano, não existe democracia ou autonomia dos departamentos. O cérebro é um gerente centralizador: dele partem todos os comandos importantes para a manutenção da vida, controlando o funcionamento dos outros componentes do organismo. Como é de se esperar para o bom funcionamento de uma estrutura tão fundamental, o cérebro tem prioridade de acesso à energia adquirida pela alimentação.

Na função de gestor do estoque energético, o cérebro é quem decide quanta comida basta para que os sistemas do organismo funcionem. Esse comportamento é influenciado por hormônios e neurotransmissores, substâncias químicas que atuam como drogas produzidas no próprio corpo. Como recompensa, esses compostos produzem uma sensação de bem-estar que acontece ao final de cada refeição. Isso se chama saciedade. É o hipotálamo, uma estrutura cerebral profunda, que determina se você já está satisfeito ou se ainda há espaço para a sobremesa. Pacientes com tumores nessa região do cérebro podem perder muito peso. Há também estudos neurocientíficos que apontam essa estrutura como alvo de estimulação elétrica para induzir artificialmente a saciedade e, assim, tratar a obesidade mórbida.

Comer sem excessos é uma forma de autocontrole para manter a saúde e a bela silhueta do corpo. Saber economizar dinheiro – e ser recompensado com a consequente riqueza – não é diferente. É autocontrole também. O que difere é o funcionamento cerebral: em assuntos de dinheiro, ele envolve circuitos com conexões especiais com os lobos frontais.

Parece óbvio e fácil, mas para muitas pessoas não é. Estamos lidando com indivíduos, coloquemos assim, chantagistas: o mecanismo de recompensa, o circuito cerebral do prazer e neurotransmissores como dopamina e endorfinas. Essa gangue oferece bem-estar em troca de algum estímulo. E o estímulo pode vir de uma pizza de calabresa ou do ato de comprar um novo par de sapatos. "Domar" esse mecanismo natural e mudar os hábitos é difícil porque o corpo está viciado no prazer imediato. Apesar disso, não é uma tarefa impossível.

Para colocar isso em prática, a ideia primária, que não pode ser esquecida, vem da matemática que você aprendeu no ensino fundamental. Contas simples de soma, subtração, multiplicação e divisão devem ser aplicadas para racionalizar as questões de autocontrole. Simples assim:

- Para ter dinheiro excedente, a conta no fim do mês deve ser sempre positiva. Você precisa ganhar mais do que gasta.
- Para não engordar, a quantidade de energia ingerida na alimentação não pode ser maior do que a energia que se gasta para viver.

Economizar, controlar impulsos e moderar as vontades são ferramentas para realizar coisas muito interessantes na vida. Mauricio e Aline as puseram em prática quando decidiram se casar. Guardaram recursos para o casamento. Poderiam ter usado o dinheiro para a compra de um imóvel ou numa economia para a próxima geração. Decidiram investi-lo numa superviagem de lua de mel. Fizeram errado? Claro que não. Eles estavam no controle da situação. O problema surge quando você perde esse controle.

Ao planejar e executar as férias pela Europa, Aline e Mauricio exercitaram uma forma avançada de autocontrole. Valeram-se da disciplina e do comedimento para realizar um empreendimento, ou seja, "sair da linha" com um objetivo maior. Um benefício que apenas quem tem discernimento (e recursos) pode usufruir sem prejudicar a estabilidade da vida.

## NEURODICAS

- Para gastar menos do que ganha, o primeiro passo é saber quanto entra e quanto sai de dinheiro – e para onde ele sai. Isso pode ser feito com uma tabela bem simples, no computador ou mesmo no papel. Faça duas colunas. Em uma delas, anote seu ganho mensal; na outra, as despesas do mês. Se você nunca tentou isso, experimente por pelo menos três meses consecutivos antes de implementar qualquer plano de limitação de gastos. Se você já faz, observe o balanço dos últimos três anos. Com base nessas informações, identifique as despesas que podem ser cortadas e as que podem ser reduzidas. Não faça projetos ambiciosos demais: é melhor ter resultados mais modestos do que assumir compromissos que você sabe que é incapaz de cumprir.

- Adote um procedimento semelhante para a perda de peso. Semanalmente, anote sua circunferência abdominal e seu peso corporal em uma tabela. Estabeleça metas factíveis. Adote um estilo de vida mais saudável, atentando para a alimentação e a prática de atividade física regular. Compare seus resultados a cada três meses.

- Cuidado com as exceções. No limite do razoável, procure incluir algumas escapadas em seu planejamento. Se o objetivo for a perda de peso, estabeleça dois dias no mês para sair da linha, digamos, no churrasco dos ex-colegas de faculdade. No caso do dinheiro, identifique despesas de longo prazo – o casamento de um amigo querido ou um show que você não quer perder de modo algum, por exemplo – e inclua a compensação desses gastos no cômputo geral. Exceções-surpresa são muito perigosas porque tendem a se tornar regra. Nosso cérebro entende que um padrão foi quebrado e, por consequência, não há mais padrão a ser obedecido.

- Se você tem problemas de autocontrole financeiro, busque organizar a sua vida como um todo. Pessoas desorganizadas se esquecem de pagar as contas e muitas vezes nem sabem onde elas estão. Também mantêm despesas inúteis, muitas das quais nem se lembravam da existência – como o título do clube de campo que, cinco anos atrás, alguém convenceu você a comprar, e cuja mensalidade está até hoje no débito automático. Se você é um bagunceiro crônico, aliás, tome muito cuidado com o débito automático: ele pode fazer com que você sequer confira as contas. Organize todos os documentos, boletos e títulos em pastas, mantenha uma agenda e consulte-a com regularidade. Não deixe contas vencerem e confira toda a papelada para detectar abusos de consumo (aquela ligação internacional de meia hora é um exemplo) e cobranças indevidas. Você vai ver que, apenas ao fazer isso, a economia será substancial.

- A questão do autocontrole se torna ainda mais complicada quando entram em cena outros agentes que desencadeiam processos químicos barra-pesada no cérebro. Certos vícios – como o jogo, o álcool, o tabaco, as drogas e o sexo compulsivo – atuam como parasitas no circuito do prazer. Funcionam como vírus de computador, atrapalhando o funcionamento normal do cérebro. Esses hábitos nocivos oferecem, em troca, prazer imediato; por isso eliminá-los também não é tarefa fácil. Para não cair nessas armadilhas, a melhor estratégia continua sendo manter distância delas. Portanto, evite e ensine a evitar. Se não conseguiu evitar, paciência. Só não tenha vergonha de procurar ajuda para sair dessa situação. Todos temos nossas fraquezas, e buscar auxílio não diminui ninguém.
- Saúde é o estado de bem-estar biopsicossocial. Gerenciar seu corpo e seus recursos financeiros auxilia na promoção da saúde. Reflita sobre isso.

# X. O SEXTO SENTIDO

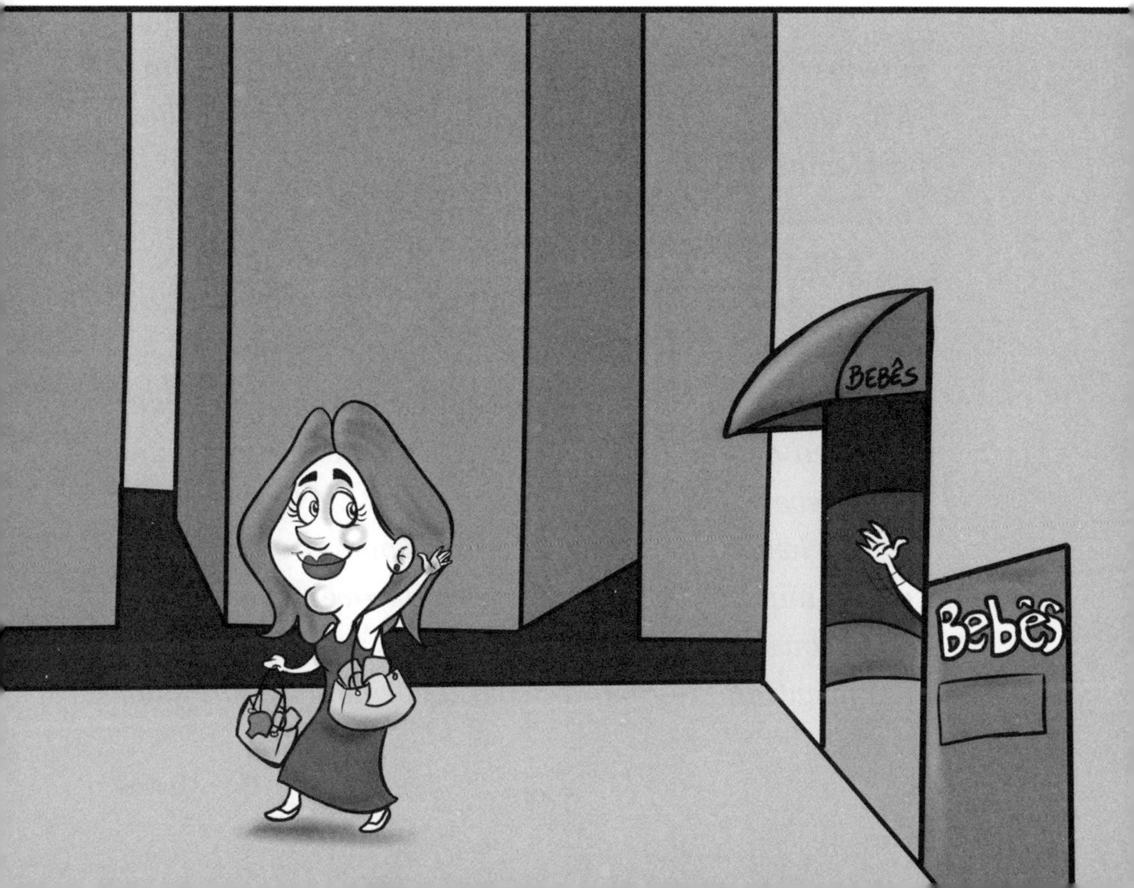

## Doutor, o que vou ler?

A visão, a audição, o tato, o paladar e o olfato são os cinco canais sensoriais que permitem ao cérebro captar informações do mundo exterior. A intuição é o sexto sentido. Do ponto de vista neural, ela é mais elaborada do que as sensações: agrega estímulos objetivos e percepções que ainda carecem de uma explicação definitiva. Por definição, a intuição mistura dados reais captados pelos cinco sentidos com memórias de experiências vividas e os tempera com a livre influência da imaginação.

### *Era uma vez...*

*Depois de dois anos de casada, Aline não tinha mais dúvidas: sua vida fazia mais sentido ao lado de Mauricio. Gostavam de estar juntos, fazer planos, resolver problemas, trocar carinhos. Como era de se imaginar, a vontade de ser mãe aumentou na jovem arquiteta.*

*Mauricio também estava satisfeito e muito feliz com o relacionamento. Agora tudo fazia mais sentido: sua vontade de trabalhar, de crescer profissionalmente, de aumentar o patrimônio. Mais maduro, ele tinha a certeza de que ainda não era o momento de ter um filho. Deveria esperar um pouco mais. Curtir a companhia exclusiva da esposa, fazer duas ou três viagens que seriam impossíveis com um bebê, aproveitar enquanto ainda conseguia dormir até tarde aos fins de semana – esse privilégio desaparece com a chegada de um filho.*

*E ganhar mais algum dinheiro, por segurança. Em três ou quatro anos, ele teria uma boa reserva para assumir mais uma responsabilidade. Uma responsabilidade maravilhosa: ser pai.*

*Mas não foi bem assim que aconteceu. Aline já estava convencida de que aquela era a hora. Ela é uma mulher muito persuasiva, então não teve dificuldades em convencer Mauricio. Ele, por sinal, já percebia o instinto maternal aflorando em sua amada. E gostava disso. No verão daquele mesmo ano, depois de uma noite de amor, decidiram ter um filho. Trabalharam duro para que isso acontecesse, mas nenhum dos dois achou ruim. Depois de três meses, Aline abriu a porta do banheiro e chamou Mauricio:*

*– Venha cá, amor. Quero que você veja uma coisa.*

*Ele se aproximou, desconfiado. Ela mostrou-lhe algo que lembrava uma escova de dentes, mas sem a cabeça. Numa das pontas havia uma janela que mostrava uma fita com dois riscos vermelhos. Mauricio não entendeu coisa alguma.*

*– O que é isso?*

*Aline riu:*

*– Um teste de gravidez, seu tonto. Deu positivo!*

*Mauricio não falou nada. Os dois se abraçaram longamente, com lágrimas de felicidade nos olhos. Depois fizeram um brinde com água gasosa, já que o champanhe estava vetado para a futura mamãe.*

*Os meses que se seguiram foram pautados pelos preparativos para receber a criança. Aline queria muito uma menina. Mauricio só queria que fosse saudável. Sua única preocupação era ser um bom provedor; o sexo e o nome da criança pouco lhe importavam.*

*Desde o início da gravidez, alguma coisa dizia à Aline que não seria tão simples assim. Era um sentimento que ela não sabia interpretar. Mas estava certa de que havia alguma surpresa pela frente.*

*Aline tinha sonhos repetitivos com uma menina muito bonitinha que sempre brincava na frente de um espelho. E, logo nos primeiros meses da gravidez, já fazia algumas compras. Escolhia roupinhas e sapatinhos rosa. Mas sempre comprava também uma versão amarela – afinal, não tinha certeza se teria mesmo uma menina. Sentia, no entanto, que aquelas aquisições repetidas não eram dinheiro jogado fora.*

*Mauricio não se preocupava com isso. Só pensava em como aumentar a renda familiar.*

*Numa determinada consulta pré-natal, a surpresa chegou. E chegou pra valer! Aline estava deitada na maca. Era submetida ao ultrassom. Mauricio estava bem ao lado, olhando para a tela. De repente, ele arregalou os olhos e disse:*

*– Doutor, o senhor viu quatro mãos?*

*O médico não precisou responder. Aline já tinha entendido tudo e sorriu. Na verdade, já sabia. Bem no seu íntimo, sua intuição já tinha lhe dado a resposta. Duas meninas. Gêmeas. Por isso o sonho com a imagem espelhada da menininha e a mania de comprar tudo em duplicata.*

## Então fala, doutor!

O verbo "intuir" tem origem no latim. *Intuere* significa "considerar, ver interiormente ou contemplar". Em português, a palavra "intuição" é relacionada aos pressentimentos, aos presságios, à capacidade de deduzir acontecimentos futuros com base em pouquíssimos indícios objetivos. Trata-se do "raciocínio inconsciente". Ou do sexto sentido, como preferir.

Nem sempre todos os dados concretos para uma decisão racional podem ser reunidos conscientemente em tempo hábil. Mas as obrigações com as outras pessoas fazem com que a opinião pessoal e a atitude precisem ser reveladas – mesmo que ainda lhes falte um embasamento sólido. O uso da intuição pode acelerar esse processo com alguma segurança.

A realidade interpretada pelo cérebro é uma aproximação sensorial, necessária para que o mundo físico tenha sentido. O mundo real não é tão organizado, lógico e coerente quanto nos parece. Por sinal, é impossível saber de fato o que é a realidade, já que o cérebro trabalha com material de segunda mão. Todas as informações que chegam a ele são interpretações feitas pelos sentidos a partir de estímulos físicos e químicos. Poderíamos passar anos discutindo se a impressão sensorial condiz com o real: essa é uma questão metafísica que nunca terá uma resposta absoluta. Ainda que os sentidos interpretem o mundo com alta fidelidade, eles entregam dados fragmentados e incompletos para o cérebro. O cérebro recebe um quebra-

-cabeça com peças faltando e completa o quadro por conta própria. Ou seja, a percepção do mundo é uma imagem fabricada dentro da cabeça de cada indivíduo.

Para entender isso, basta se lembrar dos truques de mágica e ilusões de óptica que enganam a percepção. A visão periférica, que não é tão nítida quanto a visão central, serve basicamente para perceber movimentos e contribuir com a composição da imagem total. Cores e formas bem definidas são captadas pela região central do foco visual, mas essa informação é insuficiente. Assim, para um cenário ser percebido com clareza pelo cérebro, os olhos varrem todo o ambiente em muitos movimentos pequenos – o objetivo é completar as lacunas, da melhor forma, na tela mental. Mesmo assim, muito do quadro final é preenchido com suposições aproximadas da visão periférica. É nessas zonas embaçadas da visão que os ilusionistas trabalham.

Num contexto ainda mais amplo, a intuição funciona de forma semelhante. Com base em informações incompletas, suposições e aproximações, ela compõe um quadro que faz sentido para o cérebro.

Pressupor que algo vai acontecer, sem estar munido de todos os dados necessários, é o que chamamos de intuição. É o cérebro mostrando possibilidades que ainda não foram entendidas racionalmente. Este é um campo ainda relativamente inexplorado da neurociência: ainda falta muito para que seja possível desvendar os mecanismos da intuição e seu papel na tomada de decisões. Um caminho promissor nesse campo é a pesquisa sobre a aprendizagem baseada nas emoções, que pode ser a chave das escolhas intuitivas – um estudo de ponta nessa área foi publicado em março de 2014 por pesquisadores da Universidade de Bangor, no País de Gales.

Seguir a intuição é exercitar o livre-arbítrio. Apesar de o assunto ainda ser objeto de debate na neurociência, é possível atribuir o poder de escolha a circuitos neurais que estão no comando antes de a vontade consciente se manifestar. E, mesmo assim, podemos chamar esse processo de escolha pessoal. Uma pesquisa realizada na Austrália em 2013 demonstra que até mesmo a decisão médica de um cirurgião envolve mais que o raciocínio analítico: usa também processos subconscientes.

Aline apresentou uma forte intuição sobre sua gestação. Os sonhos repetitivos que tinha com a menina na frente do espelho, a mania de comprar roupinhas em duplicata... estes eram sinais que fizeram todo o sentido quando ela descobriu que estava grávida de gêmeas.

A sabedoria popular atribui à mulher uma intuição mais aguçada que a dos homens. A ciência não tem argumentos para discordar. Uma das hipóteses mais aceitas para explicar esse fato é baseada no princípio da luta pela sobrevivência. Durante e após a gestação, a mulher fica fisicamente vulnerável. Na pré-história, para se defender e proteger os filhos de animais ferozes, parte das decisões tinham que ser realmente rápidas – tão rápidas que não passavam pelo plano consciente. Era necessário pressentir e agir rapidamente, ou então a morte era quase certa. Isso também explica por que a seleção natural privilegiou as mulheres capazes de executar múltiplas tarefas simultâneas e dotadas de inteligência interpessoal desenvolvida.

O marido de Aline, entretanto, não pressentiu, não anteviu nem intuiu nada. As preocupações de Mauricio, relacionadas com o provento, pareciam impossibilitar que novas ideias e pensamentos originais surgissem em sua mente. Ele sequer sonhou que seria pai.

Passamos ao menos 30% do total do tempo de nossa vida dormindo. Durante a noite, a escuridão induz a liberação no cérebro, pela glândula pineal, de melatonina – um hormônio que induz ao sono. O nível de consciência se transforma e adormecemos. Nesse ciclo diário, surge uma grande brecha para a intuição se manifestar: os sonhos.

O sono é dividido em estágios. Na fase denominada sono REM (sigla em inglês para *rapid eye movement*, "movimento rápido do olho") existe intensa atividade elétrica cerebral, semelhante à que ocorre na vigília. Mas, ao contrário do que seria condizente com esse nível de atividade, os relaxamentos físico e muscular são intensos. É nessa fase específica do sono que ocorrem os sonhos. Eles são pensamentos produzidos a partir de experiências diárias, recordações emocionais ou até mesmo suposição de situações futuras.

A análise emocional dos sonhos sempre foi praticada pela humanidade. Ela é descrita em passagens bíblicas, faz parte de rituais xamânicos e integra o repertório das pessoas comuns – quem nunca ouviu explicações interpretativas depois de narrar um sonho a um amigo? Freud e Jung atrelaram a experiência onírica ao subconsciente, e a psicoterapia utiliza dados obtidos em relatos de sonhos para o diagnóstico e o tratamento dos pacientes.

Sonhar é divertido e inspirador. O hábito de escrevê-los num caderno pode ser interessante, lúdico e esclarecedor. Essas anotações podem ser utilizadas como ferramentas para o autoconhecimento e valorizadas como intuição.

Pronto, agora você sabe que pode utilizar o sexto sentido em sua vida. E a intuição pode ser estimulada. A seguir, neurodicas que podem ser usadas para treinar essa habilidade.

## NEURODICAS

- Tenha a mente aberta para novidades. Assim, sua intuição poderá entrar na sua consciência ao invés de ser barrada por ela. Em nossa história, a preocupação excessiva de Mauricio parece ter bloqueado seu cérebro para novos pensamentos relacionados à paternidade. Esta é uma dica que vale para todos os aspectos da vida. A entrada de informações novas é essencial para estimular o bom funcionamento dos circuitos cerebrais. Se você tiver convicções sólidas demais e não admitir ideias novas, o cérebro vai estagnar. Em resumo, você vai se transformar em um velho – no pior sentido que essa palavra pode assumir, de pessoa presa em seu tempo –, mesmo se ainda for fisicamente jovem.

- Valorize suas próprias sensações, emoções e pensamentos. É claro que a intuição pode falhar, e por isso mesmo vale a pena você embarcar em uma viagem de autoconhecimento. Quanto maior for o contato que você tiver com o que sente, mais fácil fica utilizar a intuição. Como em qualquer aprendizado, você vai melhorando com as tentativas e os erros – é um processo que torna o sexto sentido cada vez mais aguçado, embora talvez você não perceba racionalmente esse efeito. Aline confiou em seus pressentimentos: comprava roupinhas cor-de-rosa e amarelas, mesmo sem um motivo racional concreto. Deixou-se levar pela intuição e se deu bem.

- Durante esse processo, desista do medo de errar. Lembre-se: os erros fazem parte da curva de aprendizagem. Mas também não abra mão do bom senso. Inicialmente, use sua intuição em situações simples, quando não houver riscos. Por exemplo, a escolha de um prato num restaurante de culinária exótica. Com a prática adquirida, ouse um pouco mais. Mas nunca chegue ao ponto de tomar decisões que envolvam perigo apenas com base na intuição, sem nenhuma base factual. Nesses casos, a intuição serve para alertar as pessoas do risco. Por exemplo: você dividiria o aluguel de um avião monomotor com desconhecidos numa viagem a um país remoto? Lembre-se de que a intuição nem sempre diz "sim". Se ela disser que é melhor não fazer, não faça.

- Respeite a intuição das outras pessoas. Procure entender que nem tudo pode ser explicado racionalmente, nem por você mesmo! Mauricio fez isso. Não criticava as sensações da esposa por respeitá-la (e talvez também por intuir que a intuição de Aline estava certa). Ao menosprezar a intuição alheia, você joga fora uma oportunidade de observar e aprender a aperfeiçoar a própria capacidade de intuir.

- A autoconfiança e a intuição andam de mãos dadas. Quanto mais forte for sua autoestima, mais acertadas serão suas decisões emocionais. Ouça e confie na sua intuição, para pequenas e grandes decisões. A não ser que o dilema seja algo tão arriscado quanto pular ou não de um penhasco – e aí eu estrago a surpresa: a resposta certa é “não” –, os danos causados por ações intuitivas equivocadas podem ser revertidos. Ou então a vida vai levar você por caminhos tortuosos até que tudo se encaixe e a intuição, enfim, se mostre acertada. Suponha que você tenha um emprego estável, no qual, porém, você é infeliz. Na busca de uma saída, você cria um projeto e abandona a zona de conforto para executá-lo. O projeto não dá certo, mas propicia novas amizades e contatos. Com esses novos amigos, você elabora outro projeto. Este, sim, decola feito pipa em dia de vento forte. É assim que funciona: em certos momentos, será impossível você ter todos os elementos concretos para poder decidir racionalmente.

Comece a atuar de acordo com a intuição e anote o que está aprendendo.

- Mas nem tudo é intuição. Às vezes, o cérebro se engana. O *déjà vu* representa um exemplo clássico das peças que o cérebro pode pregar na gente. Por *déjà vu* entende-se a sensação de familiaridade com um lugar, pessoa ou situação presumidamente inéditos. A pessoa viaja para o Extremo Oriente pela primeira vez na vida, pega uma estrada de terra no meio do nada e, ao chegar ao destino (digamos que seja um templo budista), tem a nítida sensação de que já esteve lá antes: assim é o *déjà vu*. Do ponto de vista neurológico, observamos pacientes portadores de epilepsia relatando essa sensação antes de ter uma crise. Mas pessoas sem a doença também podem manifestar isso. Pode ter acontecido com você. O *déjà vu* está relacionado com o mecanismo neural de memorização e edição emocional de informações. Ocorre quando algo que está acontecendo em tempo real é armazenado instantaneamente na memória de longo prazo, sem passar pelos circuitos conscientes da memória de curto prazo: isso provoca a sensação de que o fato já ocorreu.

MENSAGEM FINAL

# APRENDER A CONTRACENAR COM ARANHAS

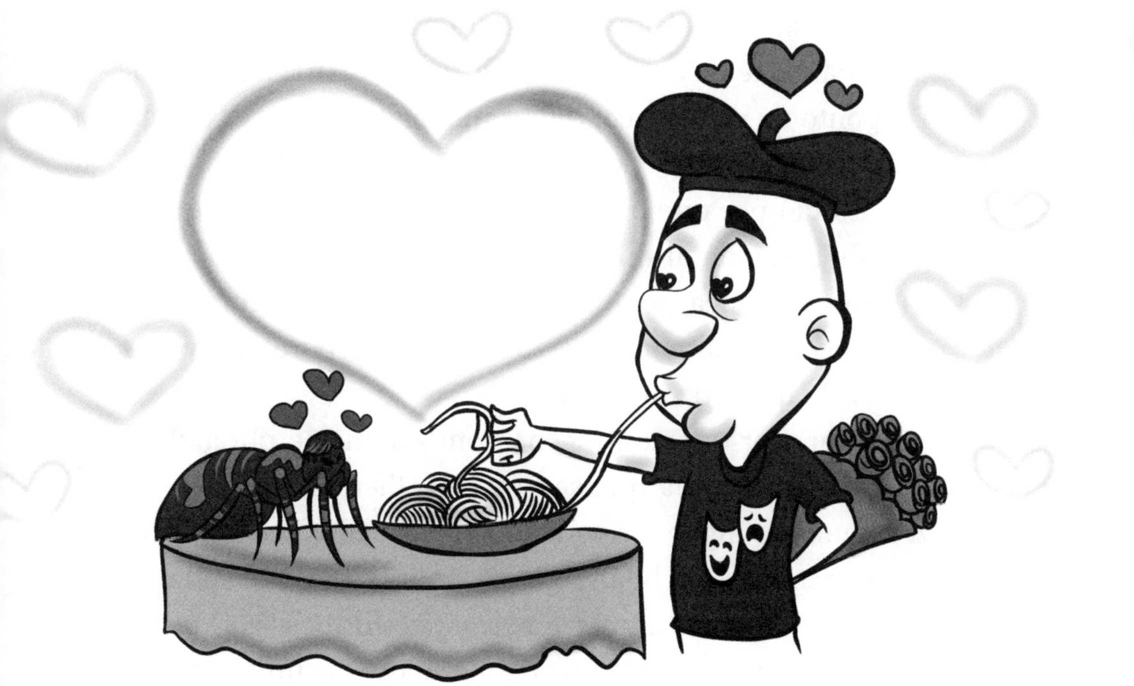

Na introdução deste livro, comparei o cérebro a um tigre poderoso que é tratado como um gato de estimação. Antes de me despedir, vou voltar a falar de animais. De aranhas, agora. Por favor, não faça caretas.

Você já esteve frente a frente com uma caranguejeira? É um animal que causa arrepios na maioria das pessoas. Enorme, gorda e peluda, essa aranha se tornou estrela de cinema. Nos filmes de terror, ela faz e acontece. Passeia pela casa, escala o corpo de pessoas adormecidas, invade cidades em bandos gigantescos.

Você sabe por que os cineastas adoram a caranguejeira? Há dois motivos. O primeiro, bastante óbvio, é a aparência assustadora do aracnídeo, de efeito infalível no espectador. O segundo é o fato de se tratar de um ser absolutamente inofensivo para o homem. A caranguejeira não produz nenhuma toxina de efeito nocivo para nossa espécie. A picada dói – para que ela ataque, contudo, é preciso irritá-la muito. Do ponto de vista físico, o pior que pode acontecer a uma pessoa é aspirar seus pelos e ter uma crise de espirros.

Então por que o bicho causa tanto medo? Porque a grande arma da aranha caranguejeira é *parecer* perigosa. Sua presença pode criar desconforto, insegurança e até pânico em uma pessoa com massa corporal mil vezes maior do que a do aracnídeo.

Um ator que contracena com aranhas é obrigado a encarar uma tarefa que seu cérebro lhe diz para não fazer de modo algum. Por mais que ele saiba que não está em perigo, precisa lidar com uma parte de si mesmo que pauta suas reações por parâmetros pré-históricos. O medo de aranhas vem dos tempos em que dividir uma caverna com elas era um péssimo negócio para nossos ancestrais. Esse comportamento foi cristalizado na memória coletiva e se repete sempre que nos deparamos com alguma dessas criaturas. É algo puramente emocional, que não passa pelo raciocínio. Assim, saber que a caranguejeira é inofensiva pode ser uma informação inútil no primeiro momento.

Mas o ator *precisa* aparecer com duas dúzias de aranhas peludas sobre seu corpo, caso contrário perde o trabalho. De posse da informação de que o bicho não é perigoso, ele começa a refletir sobre os mecanismos mentais que o fazem reagir sem pensar. Passa a entender que a causa do mal-estar não é a aranha, mas a sua percepção da aranha. Quando a filmagem termina, ele convive tranquilamente com os pacíficos animais.

Muitos dos problemas que enfrentamos no decorrer da vida se assemelham à aranha caranguejeira. São problemas que, em si mesmos, não trazem grande perigo; a reação a essas situações é que constitui algo muito danoso. As maquinações da mente humana podem produzir ansiedade, angústia, desespero, infelicidade. Monstros imaginários causam sofrimento real. Não vou citar exemplos aqui: tenho certeza de que você sabe do que estou falando. Todo mundo já olhou para trás e, ao examinar friamente episódios passados, percebeu que gastou as próprias lágrimas com questões insignificantes.

Entender os próprios mecanismos mentais, como faz o ator que contracena com aranhas, é fundamental para mudar a percepção dos problemas. É esse conhecimento que nos torna capazes de compreender a verdadeira dimensão das coisas boas e más. Com algum treino, conseguimos fazê-lo no momento em que precisamos lidar com a questão – e não depois que a crise foi superada a custo de muito sofrimento.

Espero sinceramente que este livro tenha ajudado você nesse processo de autoconhecimento. Tenho um lema que procuro seguir à risca: "Pessoas instruídas vivem melhor". Quando se entende como os processos mentais acontecem, o ambiente favorece um ciclo virtuoso. A ansiedade diminui, o que abre os caminhos do raciocínio, antes bloqueados pela emoção. A clareza mental então faz com que a solução para o problema seja encontrada mais facilmente. A experiência contribui para que você entenda ainda melhor o funcionamento do seu próprio cérebro. Então tudo começa outra vez.

A cada repetição do ciclo, vai aumentar o seu controle sobre o próprio cérebro. Você perceberá, afinal, que é dono de um tigre muito bem adestrado – e não de um gato genioso que morde e arranha.

O conhecimento é um bem precioso. E inesgotável. É impossível saber tudo sobre determinado assunto. Sempre há algo mais a se aprender. Assim, não tenho pretensão alguma de esgotar o fascinante universo do cérebro humano neste humilde livro. Prefiro aceitar o fato de que vou aprender coisas novas para compartilhar o conhecimento nas minhas aulas, na TV e em outros livros.

Vou ficando por aqui agora, mas sei que nos reencontraremos em breve em um novo *Papo Cabeça*.

Até a próxima,

***Fernando***

# BIBLIOGRAFIA

Bate S, Cook SJ, Duchaine B, Tree JJ, Burns EJ, Hodgson TL. *Intranasal inhalation of oxytocin improves face processing in developmental prosopagnosia*. Cortex. 2014 Jan;50:55-63.

Cela-Conde CJ, García-Prieto J, Ramasco JJ, Mirasso CR, Bajo R, Munar E, Flexas A, Del-Pozo F, Maestú F. *Dynamics of brain networks in the aesthetic appreciation*. Proc Natl Acad Sci. 2013 Jun 18;110 Suppl 2:10454-61.

Crebbin W, Beasley SW, Watters DA. *Clinical decision making: how surgeons do it*. ANZ J Surg. 2013 Jun;83(6):422-8.

De Boer A, Van Buel EM, Ter Horst GJ. *Love is more than just a kiss: a neurobiological perspective on love and affection*. Neuroscience. 2012 Jan 10;201:114-24.

Deprez S, Vandenbulcke M, Peeters R, Emsell L, Amant F, Sunaert S. *The functional neuroanatomy of multitasking: combining dual tasking with a short term memory task*. Neuropsychologia. 2013 Sep;51(11):2251-60.

De Ridder D, Verplaetse J, Vanneste S. *The predictive brain and the "free will" illusion*. Front Psychol. 2013 Apr 30;4:131.

Harris AH, Luskin F, Norman SB, Standard S, Bruning J, Evans S, Thoresen CE. *Effects of a group forgiveness intervention on forgiveness, perceived stress, and trait-anger*. J Clin Psychol. 2006 Jun;62(6):715-33.

Koehler S, Ovadia-Caro S, Van der Meer E, Villringer A, Heinz A, Romanczuk-Seiferth N, Margulies DS. *Increased functional connectivity between prefrontal cortex and reward system in pathological gambling*. PLoS One. 2013 Dec 19;8(12):e84565.

LeBeau RT, Glenn D, Liao B, Wittchen HU, Beesdo-Baum K, Ollendick T, Craske MG. *Specific phobia: a review of DSM-IV specific phobia and preliminary recommendations for DSM-V*. Depress Anxiety. 2010 Feb;27(2):148-67.

Luca M, Bordone A, Luca A, Patti A, Sortino G, Calandra C. *Clinical features and imaging findings in a case of Capgras syndrome*. Neuropsychiatr Dis Treat. 2013;9:1095-9.

Matsuda YT, Okanoya K, Myowa-Yamakoshi M. *Shyness in early infancy: approach-avoidance conflicts in temperament and hypersensitivity to eyes during initial gazes to faces*. PLoS One. 2013 Jun 5;8(6):e65476.

Murrock CJ, Graor CH. *The effects of dance on depression, physical function, and disability in underserved adults*. J Aging Phys Act. 2013 Aug 12.

Ophir E, Nass C, Wagner AD. *Cognitive control in media multitaskers*. Proc Natl Acad Sci USA. 2009 Sep 15;106(37):15583-7.

O'Connor AR, Moulin CJ. *Déjà vu experiences in healthy subjects are unrelated to laboratory tests of recollection and familiarity for word stimuli*. Front Psychol. 2013; 4:881.

Ramachandran VS, Seckel EL. *Synchronized dance therapy to stimulate mirror neurons in autism*. Med Hypotheses. 2011 Jan;76(1):150-1.

Sayfan L, Lagattuta KH. *Scaring the monster away: what children know about managing fears of real and imaginary creatures*. Child Dev. 2009 Nov-Dec;80(6):1756-74.

Sohlberg MM, Mateer CA. In: *Introduction to cognitive rehabilitation – Theory & practice*. N. York: The Guilford Press, p. 120, 1989.

Soto-Montenegro ML, Pascau J, Desco M. *Response to deep brain stimulation in the lateral hypothalamic area in a rat model of obesity: in vivo assessment of brain glucose metabolism.* Mol Imaging Biol. 2014 Jun 6.

Tibbits D, Ellis G, Piramelli C, Luskin F, Lukman R. *Hypertension reduction through forgiveness training.* J Pastoral Care Counsel. 2006 Spring-Summer;60(1-2):27-34.

Toussaint L, Overvold-Ronningen M, Vincent A, Luedtke C, Whipple M, Schriever T, Luskin F. *Implications of forgiveness enhancement in patients with fibromyalgia and chronic fatigue syndrome.* J Health Care Chaplain. 2010;16(3-4):123-39.

Turnbull OH, Bowman CH, Shanker S, Davies JL. *Emotion-based learning: insights from the Iowa Gambling Task.* Front Psychol. 2014 Mar 21;5:162.

Valentiner DP, Jencius S, Jarek E, Gier-Lonsway SL, McGrath PB. *Pre-treatment shyness mindset predicts less reduction of social anxiety during exposure therapy.* J Anxiety Disord. 2013 Apr;27(3):267-71.

Zeki S. *The neurobiology of love.* FEBS Lett. 2007 Jun 12;581 (14):2575-9.

## QUER SABER MAIS SOBRE A LEYA?

Fique por dentro de nossos títulos, autores e lançamentos.

Curta a página da LeYa no Facebook, faça seu cadastro na aba *mailing* e tenha acesso a conteúdo exclusivo de nossos livros, capítulos antecipados, promoções e sorteios.

A LeYa está presente também no Twitter, Google+ e Skoob.

www.leya.com.br

facebook.com/leyabrasil

@leyabrasil

google.com/+LeYaBrasilSãoPaulo

skoob.com.br/leya


*1ª edição* Novembro 2014
*papel de miolo* Offset 75g/m²
*papel de capa* Cartão supremo 250g/m²
*tipografia* Georgia